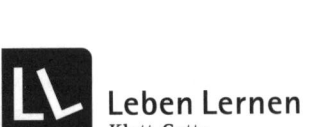
Leben Lernen
Klett-Cotta

Zu diesem Buch

Supervision ist ein wichtiges Mittel der Qualitätssicherung in der Psychotherapie. Üblicherweise findet der kollegiale Austausch über »schwierige Fälle« als Gespräch, rein verbal also, statt. Doch nicht selten, so der bekannte Analytiker und Körperpsychotherapeut Tilmann Moser, reicht Sprache nicht aus, um verwickelte Beziehungen zu entwirren oder irritierende Emotionen zu klären: Rollenspiel und szenische Elemente können zu direkter Erfahrung und zu unmittelbaren Einsichten verhelfen. Ein einziger Rollenwechsel, z. B. vom Therapeuten zum Patienten, kann manchmal genügen, um affektive Verstrickungen zu beleuchten. Hauptkonflikt und Beziehungsform werden auf diese Weise in der szenischen Supervision transparent.

Der Autor stellt verschiedene Formen szenischer Supervision vor und zeigt ihre Wirksamkeit an ausführlich wiedergegebenen Fallbeispielen aus seiner Supervisionspraxis.

Tilmann Moser, Dr. phil., ist als Psychoanalytiker und Körperpsychotherapeut in freier Praxis in Freiburg i. Br. tätig. Arbeitsschwerpunkte: Die Verbindung von Psychoanalyse und Körpertherapie; Seelische Nachwirkungen von NS-Zeit und Krieg.

Alle Bücher aus der Reihe »Leben Lernen« finden sich unter
www.klett-cotta.de/lebenlernen

Tilmann Moser

Supervision
als Rollenspiel

Kommentierte Beispiele
aus der psychotherapeutischen Praxis

Klett-Cotta

Leben Lernen 200

Klett-Cotta
www.klett-cotta.de
© J. G. Cotta'sche Buchhandlung Nachfolger GmbH, gegr. 1659,
Stuttgart 2007
Alle Rechte vorbehalten
Fotomechanische Wiedergabe
nur mit Genehmigung des Verlages
Printed in Germany
Umschlag: Hemm & Mader, Stuttgart
Titelbild: Roger de La Fresnaye: Die Eroberung der Luft, 1913
Satz: PC-Print, München
Auf holz- und säurefreiem Werkdruckpapier gedruckt
und gebunden von Gutmann + Co., Talheim
ISBN 13: 978-3-608-89043-3

Bibliographische Information der Deutschen Nationalbibliothek
Die Deutsche Nationalbibliothek verzeichnet diese Publikation in der
Deutschen Nationalbibliographie; detaillierte bibliographische
Daten sind im Internet über <http://dnb.d-nb.de> abrufbar.

Inhalt

Einführung

Szenische Supervision ist beileibe nicht meine Erfindung. Sie wird praktiziert in der Gestalttherapie und im Psychodrama, wohl auch in Hilarion Petzolds Integrativer Psychotherapie, und vielen anderen. Sie kommt nicht nur meiner Vorliebe für Spiel und Inszenierung entgegen, sondern sie hat mir eine neue Form der Kreativität aufgezeigt im Umgang mit Kollegen – einzeln oder in der Gruppe, die Anregung oder Hilfe im Umgang mit schwierigen Patienten suchen. Es waren Analytiker, tiefenpsychologische Therapeuten, Körpertherapeuten, Familientherapeuten und Paarberater.

Niklaus Roth (1990, 424) hat die Hinwendung des Psychoanalytikers zur Inszenierung in dichten Worten umrissen:»Indem ich nun in der Workshopsituation einen zur Supervision bereiten Teilnehmer veranlasse, einen anderen in die Rolle seines Patienten zu versetzen, gebe ich ihm die Möglichkeit, die in der Therapie gewachsene Übertragungs-Gegenübertragungssituation direkter zu erleben und gestalthafter darzustellen, als er es tun könnte, wenn er sich allein durch Schilderungen, Reflexionen und in indirekter Rede ausdrücken könnte. Der Teilnehmer, der sich mit dem Patienten identifiziert, wird seinerseits vieles unmittelbarer, intensiver und auch körperhafter erfahren, als wenn er in der Rolle des Zuhörers geblieben wäre. Die übrigen Teilnehmer werden sehen, wie sich die zwei aufeinander beziehen und wie sich verbaler Ausdruck und averbale Kommunikation harmonisch oder spannungsvoll ergänzen. Dem Leiter schließlich eröffnen sich unzählige Möglichkeiten, die Dynamik des Geschehens oder dessen Reflexion zu beeinflussen. Er wird sich allerdings darin üben müssen, seine Mittel kontrolliert und beschränkt einzusetzen, um einige wenige Linien klar herauszuarbeiten.«

Während meiner analytischen Ausbildung wäre es undenkbar gewesen, sich aktiv in die Rolle eines Patienten zu versetzen oder die Rolle einer seiner wichtigen Bezugspersonen zu übernehmen, geschweige denn eines verborgenen Introjekts, das lähmend über sein Leben herrschte. Man hat brav berichtet über die Therapie: Stockend, verschämt, unsicher oder stolz, und der analytische Supervisor tat sein Bestes, um aus der beobachtenden und zugleich mitfühlenden Position Einblick zu nehmen in eine verschlungene Beziehung. Einzig bei Peter Fürstenau lernte ich, schon in den späten Siebzigerjahren, bei einem Wochenendseminar das analytische Rollenspiel als Supervisionsmethode kennen, bei dem er für mich herausstellte, dass ich mit meiner schwierigsten Borderline-Patientin, der ich damals noch gar nicht gewachsen war, verstrickt war »wie ein altes Ehepaar«. Vielleicht hat dieses unerwartete Verdikt dazu geführt, dass ich erst einmal inszenierende Gruppentherapie-Verfahren lernte und praktizierte, bevor ich mich an inszenierende Supervision herantraute. Aber dann erlebte ich ihre Möglichkeiten mit Staunen, genoss die größere Zugänglichkeit von Affekten, Konflikten und bedrohlichen Mangelzuständen und die Anschaulichkeit interpersoneller Konstellationen; die szenische Entfaltung der intrapsychischen Konflikte nicht zu vergessen.

Einen Überblick über alle inszenierenden Supervisionsformen zu geben ist inzwischen, angesichts der Breite stets sich erweiternder Verfahren, schwierig geworden. Gibt es doch schon eine Vielfalt von Inszenierungsmöglichkeiten für Träume, bei denen etwa in der Gestalttherapie auch ganz unscheinbare Traumteile symbolisiert oder von Gruppenteilnehmern personifiziert werden. Beim Psychodrama ist vor allem hervorzuheben: die möglichst genaue Darstellung der räumlichen Verhältnisse einschließlich der Wohnungseinrichtung, vor allem aber das »Doppeln« eines Therapeuten oder von Personen seines Umfelds: Aus der Gruppe heraus oder in der Einzelsupervision tritt der Supervisor hinter den Protagonisten und bietet ihm seine emotionalen oder gedanklichen Einfälle an.

Das Verfahren ist fruchtbar, wenn es keinen rivalisierenden Run aus der Gruppe auf den Platz des Dopplers gibt und der Supervisand nicht überschwemmt wird mit zu viel ehrgeiziger Eigenleistung der Doppler.

In den verschiedensten Formen der Familientherapie ist die Inszenierung in der Supervision ein wichtiges Instrument, sowohl als eine statische Zusammenfassung in einer »Familienstruktur« oder »-skulptur« wie als geronnene Momentaufnahme einer pathogenen Konstellation; oder als lebende Struktur, bei der die Teilnehmer aufeinander reagieren, sich räumlich verändern oder ihre Gefühle zueinander ausdrücken oder eine vorteilhafte seelische Anordnung der Familie suchen.

Eine psychoanalytische Supervisionsform, wie sie in den Siebzigerjahren im Frankfurter Sigmund-Freud-Institut entwickelt wurde, nutzt folgende, sehr fruchtbare Gruppenmechanismen: die sogenannten induzierten Spontanphänomene. Sie stellen sich ein, wenn ein Mitglied der Gruppe einen Fall vorträgt, den die übrigen Gruppenmitglieder emotional auf sich wirken lassen. Dabei scheint es zwangsläufig zu geschehen, dass die Teilnehmer, je nach ihrer eigenen Struktur, sich mit unterschiedlichen Aspekten, Personen, Introjekten, Impulsen identifizieren. So entsteht ein komplexes Bild des Patienten, ein Mosaik, das sich bei der Diskussion zu einem geschlossenen Bild zusammenfügen lässt. Das Funktionieren setzt allerdings einen längeren gemeinsamen Lernprozess voraus, damit die szenische Wahrnehmung, basierend auf der unbewussten szenischen Struktur des Patienten, wirksam und fruchtbar wird. Die Inszenierung findet also im offengehaltenen seelischen Raum der Gruppe statt, ohne dass reale Interaktionen mit Personen oder Teilaspekten stattfinden. Erlebt habe ich diese Variante vor allem im supervisorischen Umgang mit Erstinterviews zur Erstellung von Diagnosen und Behandlungsplänen. Ob und wie sie sich für fortlaufende Supervisionen eignen würde, kann ich nicht beurteilen. Auf jeden Fall bilden sich die verschiedenen Repräsentanzen des Patienten ab, und gelegentlich kann es, genau wie bei real inszenierten Interaktionen, zu affektiv dichten Konfrontationen kommen, die auch etwas über den energetischen Zustand der Selbstanteile des Patienten aussagen.

Verschiedene Formen der Inszenierung

Man kann sehr wohl die verschiedenen seelischen Anteile eines Borderline-Patienten auf leeren Stühlen oder in der Gruppe mit verschiedenen Teilnehmern darstellen und bietet mit dem eigenen wohlwollenden Blick ein Hilfsich oder einen Container für die allmähliche Integration der Teile. Was sagt der eine Teil zu einem oder den anderen Teilen, und wie kommuniziert er mit dem Therapeuten? Ist ein Teil affektiv noch verborgen, aber vielleicht verbal schon bewusst, oder umgekehrt? Ist es gar, ob und wann und wie, sinnvoll, den einzelnen Teilen durch den Therapeuten vorausgehend vorsichtig Stimme zu verleihen? Schildert man dem Patienten, was der Therapeut sieht, wenn und wie der Patient die Stühle (oder andere Symbole) oder die in Rollen mitspielenden Teilnehmer platziert hat? Lässt man die Teile miteinander in verbale Beziehung treten, oder fragt man, was die Mitspieler körperlich und seelisch fühlen? Man kann einzelne Anteile separieren und mit Personen der Herkunftsfamilie in Beziehung treten lassen, oder man konstelliert die

Abwehrmauern, die sich zwischen verschiedenen Positionen aufgebaut haben, oder die Angstquanten, die im Raum sind.

Ein Beispiel, gerafft dargestellt

Ein tiefenpsychologisch orientierter Körperpsychotherapeut stellt nach einjähriger Therapie mit einem sehr sportlichen, knapp sechzigjährigen Lehrer eine gewisse Verstrickung mit dem Patienten dar. Der Therapeut hat Mühe, mit seiner Wut auf den Patienten umzugehen, die er selbst unangemessen findet. Er hat seit fast einem Jahr geduldig zugehört, wenn der Patient ihn mit sportlichen Heldentaten überschwemmte. Er musste sich sehr zusammennehmen, um nicht unvermittelt sarkastisch oder entwertend zu werden. Die psychodynamischen Zusammenhänge scheinen noch unklar. Als ich den Therapeuten zum Patienten sprechen lasse, hat er zunächst Mühe, seine Gefühle zu zeigen: »Ich kann den doch nicht einfach zur Sau machen!« Dann aber bricht, nach meiner Ermutigung, ein Schwall von Beschimpfungen los, vor allem gegen seine »dämliche Angeberei«.

Ich schlage dem Therapeuten vor, sich auf den Platz des Patienten zu setzen.

Er geht hinüber und baut sich einen so hohen Thron, dass er den Therapeuten überragt.

Dann aber klappt er, wie um ängstlich seine Größe zu reduzieren, in sich zusammen und wirkt jetzt klein und unterwürfig, kaum zu sprechen fähig. Ich frage, welcher Person gegenüber dieses merkwürdige Verhalten Sinn mache. Da kommt der Vater des Patienten ins Spiel, der, früher selbst erfolgreicher Sportler, mit zwei amputierten Beinen aus dem Krieg heimkam und oft mit Schmerzen auf einem Sofa im Wohnzimmer lag. (Der Patient ist kurz nach dem Krieg geboren.)

Als der Patient (gespielt vom Therapeuten) zum symbolisierten Vater, auf der Couch liegend, spricht, kommen viele verdrängte, unterdrückte, bewusste und halbbewusste Gefühle zum Vorschein: die Sehnsucht, vom Vater gesehen zu werden, auch in seinen sportlichen Leistungen; die Angst vor dem Neid des Vaters; die Angst vor dessen Depression; die Angst vor der eigenen Geringschätzung, ja Verachtung des Vaters; die unerfüllte körperliche Sehnsucht nach Umarmung, Ringen und gemeinsamem Herumspringen. Erstaunt stellt der Therapeut, der oft auch mit direkter Berührung arbeitet, dazwischen fest, dass er diesen Patienten noch nie berührt habe. Das Ausmaß der Sehnsucht des Patienten mag ihn scheu gemacht haben.

In diesem Fall habe ich die Stimme des Vaters von der Couch aus selbst übernommen, damit es keine Turnveranstaltung mit Aufspringen und Hinlegen beim Rollenwechsel wird. Aber ohne Zweifel kann es auch wichtig sein, den Sohn, vielleicht in einer anderen Supervisionsstunde, in die invalide Lage des Vaters zu bringen. Der Vater hat durchaus auch eine Sehnsucht nach Nähe und leidet unter dem Sich-Verfehlen von Vater und Sohn. Er fürchtet zum Beispiel, analog zu dessen Ängsten, dass der Sohn sich nicht für die Geschichte von Hitlerjugend und Krieg und Gefangenschaft interessiert. Es fehlen in der Inszenierung auch die Mutter und Geschwister: Zentriert war sie auf die den Therapeuten ängstigende Verstrickung mit dem Patienten beim Thema sportliche Heldentaten. Die Rollenübernahme fördert, oft überraschend und auch gegen Widerstände, bisher vernachlässigte Gefühle zutage.

Ich habe meine Überlegungen zur szenischen Supervision anfangs zunächst mit meinen eigenen schwierigsten Patienten, den Borderline-Patienten, begonnen, die dann häufig auch in der Supervision auftauchen. Die Inszenierung mit ihnen braucht ein Band des Vertrauens und das Gefühl der Kooperation eines verantwortlichen Ich-Anteils mit dem Therapeuten, ein Vertrauen in seine Führung, seine Einfälle und seine zuverlässige Hilfsfunktion wie auch in seine wachsenden schöpferischen Kräfte. Ich habe aber auch mit Patienten erlebt, dass der »Spiel-Widerstand« so groß war, dass Inszenierung nicht in Frage kam. »Sie wollen mich auf die Spielwiese schicken. Das ist doch alles nur Theater. Ich schäme mich zu sehr. Ich verliere Sie, wenn ich mich dorthin wende.«, so lauten einige der Angst- und Abwehrbewegungen. Oder konkreter: »Ich kann doch meinen Eltern nicht an den Kopf werfen, was ich über sie denke und was ich fühle.« Die Patienten sind oft magisch überzeugt, dass die Eltern sie hören und verurteilen würden, auch wenn sie längst tot sind.

Dann ist es wichtig zu erklären, dass sie sich mit mir in einen experimentellen Raum der Gefühle begeben, an dem die realen Eltern nicht teilhaben. Und es muss betont werden, dass sie sich nicht real rächen können, auch wenn klar ist, dass sich die Introjekte nicht einfach verflüchtigen.

Leichter ist die Inszenierung mit Patienten, die konturierte innere Objekte haben, die sie symbolisch darstellen können. Da kommt es häufig vor, dass sie es mit Dankbarkeit erleben, wenn sie mit einem wohlwollenden Zeugen einmal ihre lang unterdrückten Gefühle oder Wahrnehmungen aussprechen dürfen, auch die nie formulierten positiven, liebevollen, leidenschaftlichen. Sie staunen, wie viel Material, angestoßen durch die Szene, auftaucht und wie viel verborgenen Einfluss es auf ihr Leben hatte.

So weit der Ausblick auf meine Patienten, ähnlich denen, wie sie die Kollegen meist auch in die Supervision bringen, verzweifelte oder zerstrittene Paare eingeschlossen.

Der gängigste Verlauf in Einzelsupervisionen sieht so aus: Der Therapeut stellt seinen Patienten vor, und ich warte, ob und wann eine szenische Öffnung angebracht sein könnte. Spüre ich, dass der Therapeut fühlbar unter starkem Druck von Affekten im Zusammenhang mit dem Patienten steht, dann ermutige ich sehr früh, dem Patienten direkt seine Gefühle aus der aufwühlenden Stunde oder aus einer schwierigen, ängstigenden oder bedrückenden oder undurchschaubaren Phase der Therapie mitzuteilen. Manche Kollegen sind in der Lage, ihre oft starken Affekte direkt zu formulieren und damit einen behindernden inneren Stau loszuwerden, den zu interpretieren im Anschluss daran wichtig sein wird. Andere zögern, ähnlich den Patienten im Anblick der Eltern: Ich kann doch dem Patienten nicht meinen Affekt, meinen Zorn, meine Zweifel, meine Ohnmacht, meine Zuneigung oder meine Verachtung zumuten. Sie haben vorübergehend eine ähnliche magische Angst, den Patienten zu überfordern oder zu vernichten oder sich selbst als schwach, unbeherrscht oder lächerlich vorzuführen. Ich muss dann öfter betonen, dass es um den vorgestellten, abwesenden und trotzdem realen Patienten geht und im Hier und Jetzt um die Affekte des Therapeuten, die den therapeutischen Prozess zu behindern drohen. Dann obsiegt meist, im Bunde mit mir, das Prinzip Wahrhaftigkeit, wenn die Scham über die Verwirrung geringer geworden ist. Es geht um eine Ortung des Therapeuten dem Patienten gegenüber, um seine Gegenübertragungsgefühle, die durchaus mit Aspekten von realer eigener Übertragung durchmischt sein können. Körperhaltung und Stimmklang verraten viel über noch unbewusste Aspekte der Beziehung.

Als milder Schock wird es oft erlebt, wenn ich vorschlage, der Therapeut möge sich auf den Stuhl des Patienten setzen und versuchen, in dessen Rolle die Situation zu erleben und zu antworten. Nicht allen gelingt dies spontan, aber wenn der Patient im Innern des Therapeuten präsent ist, erstaunt es oft, wie viel von dessen Konflikten und Beziehungsformen in ihm gespeichert und abrufbar präsent ist. Ziemlich rasch kommen Kommentare und interpretierende Einwände aus dem Munde des Patienten, der froh ist, seine bisher nicht ausgesprochenen Gefühle und Fantasien äußern zu können.

Ein einziger Rollenwechsel kann genügen, um wesentliche emotionale Erkenntnisse zu gewinnen. Es ist aber auch denkbar, ein Wechselgespräch führen zu lassen, um bestimmte affektive Verstrickungen genauer zu beleuchten und den Therapeuten alternative Interventionen oder Deutungen ausprobieren zu lassen. Es ist spannend zu sehen, welche Folgen der Therapeut für seine »neuen« Interventionen erwartet, und auch hier ist es erstaunlich, wie viel »Einfühlung auf Vorrat« entweder schon vorhanden ist oder sich im Wechselgespräch bildet. Oft ist es auch hilfreich, wenn ich dem Patienten Stimme verleihe und sage: Ich in der Rolle des Patienten würde jetzt vielleicht Folgendes sagen, wobei es die Kreativietät steigern kann, wenn man Unerwartetes und Überraschendes von sich gibt, das freilich im Bereich des Möglichen oder Wahrscheinlichen liegen sollte.

Eine andere Form der Einzelsupervision kann es sein, den Therapeuten so lange berichten zu lassen, bis der Supervisor eine rudimentäre Vorstellung von den wichtigen inneren Objekten des Patienten hat. Dann sind viele Varianten möglich: Der Supervisor könnte fragen, ob der Therapeut eine wichtige Person aus der Familie oder aus der wichtigen weiteren Umgebung des Patienten präsent machen wolle und ob er sich vorstellen könne, wie der Patient zu ihr sprechen würde. Der Therapeut kann es selbst tun oder sich in diese Person hineinversetzen und auf den Patienten reagieren. Manchmal kann der Supervisor seine Intuition oder sein Wissen zu Hilfe nehmen und Sätze für beide Dialogpartner vorschlagen. Dies kann umso wichtiger sein bei einer Reihe von Patienten, die mit ihren Gefühlen, ja sogar mit deren Erkennen, große Mühe haben. Der Therapeut mag dann vorangehen mit Sätzen wie: »Ich könnte mir vorstellen, dass Sie vielleicht das und das gefühlt haben, ohne es merken zu dürfen.« Dieses Zurverfügungstellen eigener Gefühle kann eine große Hilfe sein, wenn es mit der nötigen Vorsicht vorgenommen wird, das heißt, wenn der Patient die Fähigkeit schon hat oder erst allmählich erwirbt, die Stimmigkeit solcher Sätze zu überprüfen oder sie erst einmal einfach auszuprobieren. Viele Vorschläge sind Einladungen zu einem therapeutischen Probehandeln im Schutz eines anderen Settings.

Findet die Supervision in der Gruppe statt, so kann man Inszenierungen mit mehreren Personen machen. Geht es um ein Problem in einer sogenannten Patchworkfamilie, bei der unter Umständen drei Gattungen von Kindern eine Rolle spielen und bei der frühere Partner noch massiv präsent sind, so mag es Besetzungsengpässe geben. Ich habe schon Supervisionen angeleitet, in denen alle zehn bis 20 Teilnehmer in wichtigen Rollen gebraucht wurden.

Ein weiteres Beispiel: Der Grieche in Deutschland

Die Vorstellung des Patienten findet im Laufe einer Gruppensupervision statt, an der sechs erfahrene Therapeutinnen teilnehmen. Die Teilnehmerin meldet ihren Patienten als eine »halbe Supervision« an, was zu allgemeiner Heiterkeit führt. Deshalb knüpfe ich daran an:

»Die halben Supervisionen werden die längsten!« »Schrecklich«, sagt sie, und wirkt ein wenig ängstlich, beginnt aber dann tapfer:

Therapeutin (T.): Der Patient ist jetzt 25 Stunden bei mir, es war bisher eine Kurzzeit-Therapie. Er kam vor einem Jahr zu mir. Er ist Grieche, arbeitet in meiner Stadt an einem Forschungsprojekt, in dem er auch promovieren möchte. Er ist Datenexperte, forscht gleichzeitig, wie er auch noch Lernender ist.

Supervisor (S.) fragt: Ist die Therapie jetzt zu Ende?

T.: Nein, ich schreibe gerade den Verlängerungsantrag, aber ich habe nicht das Gefühl, wirklich Biss zu kriegen mit ihm. Das macht es jetzt auch so unangenehm. Er kam, eigentlich mehr geschickt als freiwillig von seinem Betreuer in dem Projekt, und sagt: Er bräuchte eine Therapie, es gehe ihm nicht gut, er sei depressiv, er fühle sich in Deutschland nicht wohl, nicht wirklich angenommen. Dazu kamen Schwierigkeiten mit seinem Betreuer, den er nicht zufriedenstellen kann, und das andere Problem war die Beziehung zu einer jungen Frau, von der er sich nicht wirklich ernst genommen fühlte; er hatte den Eindruck, dass sie ihm nicht das entgegenbringen konnte, was er gerne möchte. Und dann gab es eine ganz wichtige Geschichte: Er sei von einer besseren Volleyball-Mannschaft in eine schlechtere versetzt worden, und er konnte den Trainer nicht davon überzeugen, wie gut er in Wirklichkeit spiele. Die ganze Zeit, fast ein dreiviertel Jahr, haben wir damit zugebracht – ich spreche ganz gut griechisch, mit einigen Fehlern, aber verstehen tu ich es gut –, es war sprachlich schwierig, er hat griechisch gesprochen, ich wollte, wenn ich nicht weiterwusste, etwas auch auf Deutsch sagen, dann wollte er auch wieder deutsch sprechen, aber das hat er noch nicht fertiggebracht, will aber, dass ich deutsch spreche. Er kann es eigentlich ganz gut, wenn er will. Es hat natürlich auch etwas mit der Beziehung zu tun, deshalb erzähle ich es so breit, von ihm zu mir und von mir zu ihm. Ich habe relativ viele Griechinnen in Therapie, aber meist einfache Frauen, Männer so gut wie nie. Bei den Frauen habe ich kein Problem, aber bei dem Mann hatte ich ein bisschen Manschetten. Von seiner Seite war es so etwas wie ein Versteckspiel, wir haben kaum je über das gesprochen, worum es ging. Er hat mir immer wieder das Gefühl gegeben, es sei alles in Ordnung, dann war es aber auch wieder nicht in Ordnung. Er kam auch notorisch zu spät in die Stunden, hat immer wieder welche abgesagt, ich habe es allerdings auch ziemlich laufen lassen, ich hatte das Gefühl: Wenn ich mal versuchte, ihn zu packen, das ging einfach nicht. Er stammt väterlicherseits aus Kreta, mütterlicherseits aus dem Norden Griechenlands. Er hatte nach der Geburt gesundheitliche Probleme, ständige Bronchialinfekte wegen einer postpartalen Entfaltungsstörung der Lunge, es ging ihm nicht gut, er hatte ganz leichte neurologische Auffälligkeiten und kam »aus klimatischen Gründen« zu den Großeltern nach Kreta, im Alter von drei Monaten. Er blieb dort bis zum Alter von dreieinhalb, die Eltern besuchten ihn 14-tägig. Die Hauptbezugspersonen sind aber die bis heute lebenden Großeltern. Doch dass das überhaupt ein emotionales Thema sein könnte, hat er völlig von sich gewiesen. Mit dem Vater ist er immer ganz gut zurechtgekommen. Kurz nachdem er wieder bei den Eltern war, wurde sein Bruder geboren. Später konnte er die Großeltern nicht mehr so häufig besuchen. Manchmal gibt es eine Vorwurfshaltung dem Vater gegenüber: der solle sich mehr um ihn kümmern. Von seiner Mutter sagt er, sie habe eine Borderline-Störung. Er schildert sie als sehr unzufrieden mit sich, immer wieder in Zuständen, wo sie völlig depressiv ist und sich selbst bezichtigt. Sie arbeitet als Gemeindeschwester und trägt viel zum Familieneinkommen bei. Der Vater arbeitet in einer psychiatrischen Institution als Pfleger.

S.: Nun zu eurer Beziehung …

T.: Ja, die ist so, dass ich nicht …

S.: (Bei diesem Stand der Dinge, und weil die Beziehung unklar erscheint, bitte ich die Kollegin, direkt über die Beziehung zu ihm zu sprechen. Ich frage sie, welches der vorhandenen Kissen auf der Couch ihn am besten repräsentieren könnte. Sie wählt spontan ein Kissen mit zebrahaft gestreiftem schwarz-weißem Muster.)

T.: Ich hatte ihn zuletzt etwas mehr erreicht, dachte auch, irgendwann müsste ich deutlicher werden, aber ich habe Angst, ihn nicht wirklich zu packen.

S.: Sag ihm doch hier einmal deine Gefühle.

T.: (will erneut »erzählen«) Er ist 25 Jahre alt.

S.: Ist es ein schöner Grieche? (Meine Frage zielt darauf, ob es eine erotische Befangenheit gibt).

T.: Er ist ein gut aussehender junger Mann, aber er hat etwas sehr Kindliches an sich.

S.: (ich schlage ihr vor zu sagen) »Manchmal weiß ich nicht mehr, warum Sie kommen.« (Sätze, die ich ihr im Folgenden zu sagen vorschlage, stehen in Anführungszeichen.)

T.: So würde ich es nicht sagen.
Ich weiß schon, warum Sie kommen, Sie auch. Es geht um etwas sehr Narzisstisches.

S.: Was ist das?

T.: *Sehr abhängig zu sein von dem, was die anderen sagen und denken. Und in Griechenland ging es Ihnen im Studium so gut, weil Sie an eine kleine Uni gegangen sind und dort einen guten Freundeskreis hatten und auch Professoren, die sich interessiert haben, und deswegen hatten Sie auch sehr gute Leistungen, alles mit Auszeichnung bestanden, und haben sehr viel Anerkennung bekommen. Das alles hängt auch mit den Großeltern zusammen, mit dem zweimaligen Verlust Ihrer wichtigsten Menschen. Sie fangen jetzt langsam an, sich dafür zu interessieren, und Sie haben neulich gesagt, die Großeltern seien die wichtigsten Personen in Ihrem*

Leben, und Sie haben furchtbare Angst, sie könnten eines Tages sterben;
und dass Sie eigentlich auch am liebsten auf Kreta leben möchten, was
Ihren sonstigen beruflichen Wünschen aber ganz entgegensteht.

S.: Wurde er verwöhnt und vergöttert?

T.: Nein, die Großmutter scheint sehr streng gewesen zu sein; der Groß-
vater war eine eher gemütliche, freundliche Person. Richtig verwöhnt
haben die ihn nicht. Aber in gewisser Weise vielleicht doch:
Wenn Sie irgendwohin kommen, meinen Sie, es müsse sich alles um Sie
drehen. Was mich sehr verwundert hat, war im letzten Jahr, wie Sie sich
von Ihrer deutschen Freundin getrennt haben; das kam mir sehr kalt vor;
sie hatte ja auch beschlossen, für ein Semester nach Griechenland zu ge-
hen, und plötzlich fanden Sie, dass Sie sie gar nicht mehr lieben.
Ja, wenn die Leute ihn nicht bewundern! Das war zum ersten Mal,
dass etwas Ernsthaftigkeit hineingekommen war.

S.: Was hindert dich, etwas strenger oder konfrontierender zu sein?

T.: Das ist mir ja so unklar …

S.: Du sagst, es ist ein narzisstisches Problem, da hat man Angst, in das
Wespennest zu stechen. Was macht er mit dir, wenn er sich konfrontiert oder gar gekränkt fühlt?

T.: Dann ist er weggeblieben, obwohl er ja die Spielregeln kennt, ich
konnte ihn dann nicht fassen, wenn er mal zu spät kommt oder mal
für ein paar Tage krankmacht … aber ich hatte ihm ja auch nicht das
Blatt mit meinen Regelungen gegeben über Ausfallstunden, erst jetzt
hab ich gesagt, das geht so nicht, so einfach kann man nicht Stunden
ausfallen lassen.

S.: Schau ihn dir an: Was strahlt er aus, dass er dich so einschüchtert?

T.: Es sind zwei verschiedene Dinge, aber das ist mir noch nie so klar gewesen. Das eine ist: Ich möchte nicht die böse Deutsche sein.

S.: Ein verstehbares Motiv. Sag es mal zu ihm!

T.: *Ich bin immer so sehr verständnisvoll mit Ihnen, weil ich nicht die böse*
Deutsche sein möchte und weil ich von Ihnen auch als Griechin gesehen
werden möchte. Das geht aber nicht, vom Sprachlichen her bin ich es ja
auch nicht.

S.: Sag ihm doch mal, was die Deutschen den Griechen angetan haben:
»Mir ist viel zu präsent …«

T.: *Mir ist viel zu präsent, was die Deutschen mit der ersten Generation von*
Gastarbeitern gemacht haben. Und dann, was ich selbst als kleines Kind

miterlebt habe: was in Griechenland passiert ist, 1943 bis 1945. Und das war schrecklich. Die Deutschen waren sehr schlimm, man hat fürchterliche Angst gehabt, ich hab das selbst noch miterlebt, wir lebten in der Nähe eines deutschen Kommandos, das war eine ganz schwere Zeit, düster, meine Eltern waren politisch bedroht.

S.: »Und später habe ich gehört …« Es war Besatzungszeit, Repression, Terror, Geiselerschießungen …

T.: Das hab ich ja gewusst.

S.: Versuch ihm mal zu sagen: »Das steht für mich zwischen uns.«

T.: Ja, vielleicht steht das wirklich zwischen uns. Dass wir gar nicht wissen können, wo ich politisch stehe.

S.: »Sie haben noch nie gefragt, woher ich so gut griechisch kann.«

T.: Er wusste, dass ich griechisch kann.
   Aber Sie haben nie danach gefragt.

S.: Zwei Dinge, so sagst du, werden dir jetzt bewusst: Dass du befangen bist wegen der politischen Geschichte, und was ist das Zweite? (Eine andere Teilnehmerin äußert die Vermutung, dass sie die bessere Mutter sein möchte, sodass er sich nicht mehr so sehr nach Griechenland und den Großeltern sehnt.)

S.: Also: »Ich möchte nicht die böse Deutsche sein.« Das ist etwas, was vielleicht das Misstrauen auslöst in ihm. Spricht er gelegentlich über die Deutschen?

T.: Doch, ja, er spricht über die Deutschen. (Sie wechselt dauernd zwischen Bericht und Dialog.) Neuerdings scheint das Verhältnis langsam besser geworden zu sein. Was anfangs sehr schwierig war.
   Sie haben sich immer über Ihren Betreuer beklagt.
   Der ist auch als unangenehm bekannt, aber doch nicht so, wie er es sich einbildet. Der ist jedenfalls sehr von sich eingenommen. Vielleicht assoziiert er das mit deutsch: Die Leute kommen ihm einfach nicht so entgegen, wie er es in Griechenland gewohnt war. Da bin ich ein wenig mit ihm solidarisch, verschwistert, weil ich das ja auch einmal gedacht habe. Als Kind habe ich das gedacht.

S.: Also: »Die politische Geschichte macht mich Ihnen gegenüber befangen, und wenn Sie über die ›Deutschen‹ klagen, dann weiß ich eben nicht, wo ich da stehe.«

T.: *Manchmal fürchte ich, Sie sehen mich auch als Deutsche, und da möchte ich mich auf Ihre Seite bewegen.*

T.: Ja, ja, das ist richtig. Dieser Teil ist mir nicht bewusst gewesen.

S.: »Aber für die Zukunft möchte ich Ihnen Folgendes sagen:«

T.: (langes Zögern, etwas ratlos)

S.: »Sie kriegen keinen Griechen-Bonus mehr!«

T.: Ich möchte sagen, das hat ja keinen Sinn, wenn ich so viel unter den Teppich kehre oder so lange zögere, ob und wie ich überhaupt etwas ansprechen kann. Es geht schließlich um ihn.

Sie könnten sich jetzt narzisstisch gekränkt fühlen, wenn Sie nicht die gewohnte Anerkennung finden, aber Sie könnten auch schauen, ob es etwas Schwieriges zwischen Ihrem Vater und Ihnen gibt: der Ihnen leidtut, aber den Sie auch zum Teil verachten.

Das konnte ich auch noch nicht ansprechen: Er hat ihn mir immer als Psychotherapeuten vorgestellt, aber nicht, dass er das gar nicht mehr sein kann (ohne Begründung warum; ich deute immer wieder auf den Platz des Patienten, damit sie ihn direkt anspricht).

Es wurde mir auch deutlich, wie schwer das für Sie ist. Sie wollten mit Ihrem Vater konkurrieren, aber ihm auch etwas vorwerfen. Ich habe manchmal Angst, Sie könnten alle Ihre Pläne und Ihre Arbeit hinwerfen wollen. Sie beschönigen das zwar, Sie möchten endlich eine andere Seite in sich leben lassen, es war ja mal hart an der Grenze, Pläne, die Sie haben, hinzuschmeißen.

S.: »Manchmal fürchte ich, dass Sie nicht promovieren können.«

T.: *Ja, manchmal fürchte ich, dass Sie nicht promovieren können, aber ich wage nicht, das zu sagen.*

S.: Promovieren hieße, den Vater überholen, aber jetzt, wo der beruflich ausrangiert ist, gleich doppelt.

T.: *Ich denke, dass es sehr wichtig ist für Sie, diese beiden Seiten zu sehen: Sie betonen, Sie hätten immer Wissen und Lernen in den Vordergrund gestellt und dass dabei etwas anderes verkümmern würde, und das klingt für mich dann so, dass da die Angst ist, Sie könnten in eine bedrohliche Regression hineinkommen und wirklich zu den Großeltern zurückkehren und sich dorthin ganz zurückziehen.*

Eine Teilnehmerin: Man hat den Eindruck, ihr redet, aber es passiert nicht wirklich etwas, es macht irgendwie traurig, es ist beunruhigend. Da ist so viel im Untergrund.

T.: Er ist wie ein Kind, sieht auch so kindlich aus, aber er ist ja erwachsen. Eine Kollegin, die ihn öfter kommen oder gehen sieht, sagt:

»Ach, der ist so süß.« An seinem Arbeitsplatz hat er es wohl mit ganz nüchternen Zahlen zu tun, also genau das Gegenteil von dem, was wir hier machen, wo es um Affekte geht. Ob man den Affekt leben kann.

S.: Vielleicht ist es wichtig für ihn, dass er so etwas Erbsenzählerisches macht.

T.: Ja, er nutzt auch die Angebote nicht, die es dort durchaus gibt. Er könnte sich an spannenden Fortbildungen beteiligen, das hab ich ihm auch durchaus gesagt, aber das tut er nicht. Wie wenn er Angst davor hätte.

S.: Also, was möchtest du ihm in den nächsten Wochen und Monaten sagen? Oder woran mit ihm arbeiten? Kannst du ihm mal, jetzt erst mal für dich, ein »Programm« anbieten, das du dir idealerweise wünschen würdest.

T.: *Ich möchte mit Ihnen ganz gezielt … Sie sind ja jetzt in den großen Ferien wieder bei den Großeltern, oder gerade erst zurückgekommen. Es ist wichtig, dass wir über die Beziehungen zwischen Ihnen, den Eltern und den Großeltern intensiver sprechen. Und über die Frage, was erfolgreich sein für Sie bedeutet. Und was damit immer wieder abgewehrt wird.*

S.: Also über sein Selbstwertgefühl, seine Kränkbarkeit, seine unklaren Beziehungen.

T.: Ich sehe jetzt einen besseren Weg, dahin zu kommen. Ich brauche ihn nicht mehr so mit Samthandschuhen anzufassen.

S.: Ich würde ihn einmal direkt fragen: »Was wissen Sie über die Deutschen in Griechenland?« Es kann sein, dass er komplett ahnungslos ist oder er weiß etwas über die Eltern.

T.: Möglicherweise über die Großeltern.
Ich frage mich auch: Was war in Ihrer mütterlichen Familie los, in der Familie aus dem Norden, da kann ja noch mehr los gewesen sein.
In der Familie gibt es zwei Suizide, und eine Tante, die eine Psychose hatte, er weiß es selbst nicht so genau.

S.: Warum die beiden sich umgebracht haben, würde ich auch mal erfragen. So langsam kommen etwas heißere Themen zum Vorschein. Er sagte ja auch, seine Mutter sei Borderlinerin, da hatte er ja vielleicht allen Grund, die Affekte von sich fernzuhalten.

T.: Ja, das hat er auch einmal gesagt, dass er immer vorsichtig sein musste mit der Mutter.

S.: Hältst du für denkbar, dass du eure Beziehung mal thematisierst? Ich sehe auch noch nicht wie, aber etwa so: »Ich habe mir in den Ferien Gedanken gemacht, wie unsere Beziehung aussieht, und da fiel mir auf, dass ich mir manchmal vorkomme wie Publikum für Sie. Dann spüre ich mal wieder ein Stück lebendige Beziehung, und dann geht es wieder weg.«

T.: Ja, so etwas könnte ich schon sagen.

S.: »Sie glauben, dass es Ihnen nichts ausgemacht hat, dass Sie mit dreieinhalb Jahren die Großeltern verloren haben ... dann wären Sie ein echtes kretisches Naturwunder.« (allgemeines Gelächter)

T.: Er liest ja auch psychoanalytische Literatur!

S.: Nach allem, was die Wissenschaftler herausgefunden haben, ist eine solche Trennung ziemlich furchtbar und führt zu einer Verkapselung der Schmerzen wie der Wut. Über das Verhältnis zu den Eltern haben wir auch noch kaum etwas gehört.

T.: Zum Vater scheint es ganz gut zu sein, aber es gibt eine Empfindlichkeit vonseiten des Vaters, das macht ihm zu schaffen; zur Mutter ist es schwierig, aber besser geworden, seit er zum Studium wegging; sonst gab es sehr viel Vorsicht auf seiner Seite, weil eine ganz hohe Kränkbarkeit da ist ...

S.: Können wir dich damit den deutsch-griechischen Wirren überlassen?

T.: Ja. Das war jetzt sehr hilfreich. Danke schön.

Kommentar

Es war nicht ganz leicht, die Therapeutin immer wieder zu bewegen, direkt zum Patienten auf dem leeren Stuhl zu sprechen. Sie wurde dadurch mit den nicht angesprochenen Themen und ihren eigenen Schwierigkeiten damit konfrontiert, ebenso wie mit der in Körperhaltung und Stimme zu beobachtenden Mischung aus Sympathie und verhaltenem Ärger über den »unzugänglichen« Patienten.

Es scheint, dass der Patient schwerer erkrankt ist als zunächst gedacht, weil er wohl archaische Affekte mühsam, vielleicht mit einer gewissen verdeckten Zwanghaftigkeit (unter anderem mit dem Erbsenzähler-Job), unter Kontrolle halten muss. Es ist unklar, ob die Brutalität und die politischen Verwerfungen zwischen den Deutschen und den Griechen in den letzten Kriegsjahren mehr ein Problem der Therapeutin sind, oder ob auch im Familienuntergrund des Patienten abgewehrte traumatische Nachwehen bestehen, die damit von beiden Seiten die Beziehung belasten. Die Therapeutin reagiert jedenfalls auf ihn wie er selbst auf die kränkbare Mutter, ohne dass dies bisher angesprochen worden wäre. Vom großelterlichen Paradies in Kreta hat er sich unbewusst, ja sogar zum Teil bewusst noch nicht gelöst. Das muss die Bereitschaft zur therapeutischen Arbeit mindern, weil sie zu einer Ernüchterung, zu schwieriger Trennungsarbeit führen würde. Die Nostalgie erschwert ihm auch die notwendige Teilanpassung an das Leben in Deutschland. Dass die Freundin ausgerechnet für ein Semester nach Griechenland zum Studium geht, deutet fast auf eine Über-Kreuz-Schwierigkeit in der Beziehung hin: Einerseits entflieht sie ihm, aber ausgerechnet in seine Heimat, wohin er ihr nicht folgen kann. Er reagiert mit einer Abschaltung der Gefühle. Die Trennungsdrohung wird auch gegenüber der Therapeutin agiert, sie fürchtet, dass eine Konfrontation zu einem Abbruch oder Teilabbruch führen könnte.

Eine mehrfach determinierte Scheu der Therapeutin und eine hohe Kränkbarkeit und Abwehr auf seiner Seite haben sich bisher kumulativ verstärkt. Es ist noch unklar, wie viel psychischen und vielleicht körperlichen Halt er braucht, um seine Affekte allmählich auszuhalten. Das Paradox: man kann sich zugleich eine zudeckende, einübend-verhaltenstherapeutische Arbeit vorstellen wie eine tiefenpsychologisch vorsichtig aufdeckende. Für das Zweite bräuchte es ein neues Arbeitsbündnis, wie es die Therapeutin ja auch entwickeln will. Vielleicht lassen sich dann die »heißeren Themen« wirklich angehen.

Bezeichnend sind wohl auch die Sprachschwierigkeiten bzw. die jeweilige Wahl der Sprache: In welchen Situationen und von wem gewählt wird; welche Sprache verwendet wird. Als ob die Identitäten durcheinandergingen. Die Therapeutin hat auf ihre Weise ein Anerkennungsproblem: Sie möchte immer wieder einmal Abstand vom Deutsch-Sein finden und als Griechin gelten, weil sie, von deutschen Eltern, dort geboren wurde. Für den Patienten könnte dies eine Verwirrung zwischen Nähe und Distanz ergeben.

Daraus folgt ein Problem, das die bisherige Beziehung durchzieht: Es gibt noch kein verlässliches Arbeitsbündnis, da der Patient immer ausweichen kann in ein illusionäres: »Es ist alles in Ordnung.«

Ein weiteres Problem entsteht dadurch, dass man nur undeutlich sieht, was in den noch ausstehenden 75 Stunden bearbeitet werden kann, und mit welchen Mitteln. Zu der narzisstischen Störung kommt eine massive Identitätsverwirrung hinzu. Hier könnte allerdings die griechische Teilidentität der Therapeutin, wenn genügend reflektiert, eine große Chance bieten.

Vorbemerkung zur Gestaltung des Textes
Wie in diesem Fallbeispiel erscheinen szenische Gesprächsbeiträge in allen folgenden Beispielen in einer von der Grundschrift abweichenden Schrifttype. Formulierungsvorschläge des Supervisors wurden in der Grundschrift in Anführungszeichen gesetzt. Die in die Supervisionssituation einführenden Worte und der Kommentar des Autors – zugleich Supervisor – erscheinen in kursiver Grundschrift.

1.

Vernichtungswünsche gegen das eigene Kind

Der Supervisand, Dr. P., ist Arzt und tiefenpsychologischer Therapeut mit einer körpertherapeutischen Zusatzausbildung. Er schildert eine Patientin, mit der die Therapie gerade beginnen soll, in einer Einzelsupervision.

Die szenische Supervision zeigt den Übergang von einer Einzeltherapie in eine potenzielle Familientherapie. Zumindest wird deutlich, dass der Konflikt der Mutter wahrscheinlich Teil eines Familienkonfliktes ist. Das Ansprechen wichtiger Personen der Familie durch den Therapeuten (T.) sowie der Vorschlag des Supervisors (S.) an den Therapeuten, einmal die Rolle der Patientin zu übernehmen, führt zu unerwarteten Klärungen der Gegenübertragungsgefühle. Die latent gehaltenen Themen und Affekte in der Kleinfamilie des Patienten sind so stark, dass der Therapeut vorübergehend angesteckt wird und den Ausblendungen folgt.

Therapeut (T.): Die Frau, mit der ich jetzt eine Arbeit beginnen will, ist Anfang dreißig, Lehrerin und hat vor einem dreiviertel Jahr ihr erstes Kind bekommen. Sie hat sich die ganze Schwangerschaft über sehr drauf gefreut und auch noch am ersten Tag nach der Entbindung, und dann schlug ihre Stimmung jäh um in Wut und Vernichtungswünsche. Sie war sehr erschrocken über diese Gefühle, und das hat sie dann auch depressiv gemacht. Das hat sich inzwischen etwas gebessert. Ich habe sie zunächst nur im Rahmen der psychosomatischen Grundversorgung begleitet, ihr Mut gemacht. Sie hat zeitweise Johanniskraut bekommen als mildes Antidepressivum. Meine Arbeit hat u. a. darin bestanden, ihr zum Anerkennen ihrer verschiedenen Gefühle zu verhelfen.

Supervisor (S.): Aha.

T.: Sich anzunehmen mit den verschiedenen Gefühlen, das war für sie, denke ich, entlastend. Es war ihr dann auch möglich, nicht mehr nur die Mütter zu sehen, die so grenzenlos liebevoll wirken in ihrem Umfeld, sondern sie konnte wahrnehmen, dass es auch andere Mütter mit Schwierigkeiten gibt, die auch mal sagten: »Ich könnte mein Kind manchmal an die Wand schmeißen.« Oder was sonst noch für problematische Affekte auftreten. Nachdem das aber immer wieder hochkam, hat sie sich entschieden, Therapie zu machen. Ich habe ihr noch zu bedenken gegeben, ob sie nicht besser mit einer Frau daran arbeiten möchte. Sie war dann einige Male bei einer Therapeutin, konnte dann aber nicht mit ihr und fand, dass sie lieber bei mir bleiben wollte. Meine Vermutung dazu ist, dass sie vielleicht einem Mann gegenüber nicht so dieses schlechte Gewissen hat wie bei einer Frau, die potenzielle Mutter ist. Was mich jetzt gerade auch im Rahmen des Kassenantrags beschäftigt, ist der psychodynamische Hintergrund. Eine Hypothese, die sich anbietet, ist, dass sie einige Monate vor der Schwangerschaft ihren Vater verloren hat, der ihr sehr wichtig war, und dass kurz vor oder nach der Geburt auch der Schwiegervater starb, den sie mochte. Jedes Mal, wenn wir auf den Vater zu sprechen kommen, fängt sie früher oder später an zu weinen, sodass ich spüre, da ist noch ein großer Schmerz in ihr. Der ist unverarbeitet, und die Hypothese wäre, dass eben so viel Wut da ist auf diesen Vater, der sie verlassen und im Stich gelassen hat, und dass sie selber jetzt angesichts dieses Kindes das Gefühl hat, du lässt mich ja auch wieder im Stich, nach einer ersten Freude. Ein inneres Umschalten auf: ›Wann wirst du gehen und verlässt mich? Du enttäuschst mich ja dann auch.‹ Mit der Hypothese habe ich sie mal vorsichtig konfrontiert oder vertraut gemacht – dann fiel ihr selber ein, dass sie schon ein paar Mal mit ihrem Kind geredet und ihm gesagt hat: »Gell, du wirst mich nie im Stich lassen, du wirst immer bei mir bleiben.«

S.: In mir gehen Fragen um nach der Bedeutung des Vaters und dem Thema Verlassenheit. Dass sie mit der weiblichen Therapeutin nicht zurechtkam, spricht, falls diese nicht grobe Fehler gemacht hat, auf eine spontane negative Mutterübertragung, aus der man schließen könnte, dass es auch in Bezug auf die Mutter ein Verlassenheitsthema geben könnte. Deshalb versuche ich mich zu orientieren:

S.: Der Vater ist aber in einem angemessenen Alter gestorben? Kann man das sagen? Und die Mutter ist noch da?

T.: Ja.

S.: Am wirksamsten sind natürlich die frühen Verlassenheiten. Aber der

Tod des Vaters hat offensichtlich vieles aufgewühlt – ihre Zuneigung, aber auch die Verlassenheitsgefühle, das Elend ... also es ist denkbar, dass das Kind ein Erinnerungssymbol ist für Verlassenwerden, und es beschwört das Elend immer neu herauf. Aber es könnte auch sein, dass das Kind plötzlich ein Selbstanteil von ihr geworden ist, ein negativer.

T.: Für das Verlassenwerden, für das Verlassen?

S.: Für irgendwas noch unbekanntes Schlimmes in ihr, was sie bekämpft. Bis zur Geburt und kurz danach ... hat sie sich aufgewertet gefühlt durch Schwangerschaft und Geburt, wahrscheinlich.

T.: Ich, eh ... weiß ich nicht wirklich – das müsste ich noch mal ergründen. Sie war vorher sehr zufrieden in ihrem Lehrerberuf und ist da wohl auch sehr drauf eingegangen, sie hat auch einen hohen Leistungsanspruch.

S.: Könnte es sein – das wäre jetzt ein bisschen aus der Hüfte geschossen –, aber als Antwort auf deine Hypothese, auf das, was dieser bedürftige, hilfsbedürftige Teil in ihr ist, der sie vielleicht oftmals in Schwierigkeiten gebracht hat. Ja, das kann sehr gut sein. Es gibt viele Möglichkeiten ... es kann auch sein ... das müsste man dann rauskriegen, ob sie die Schwangerschaft genossen hat. Manche Frauen kriegen ja kurz nach der Geburt eine Depression oder eine Wochenbettpsychose; dass bei ihr das ein paar Tage gedauert hat, bis sie gemerkt hat, das ist ein eigenes Lebewesen. Dann ist der Schrecken des Getrenntseins – durch die Geburt setzt diese Trennung ein, das Freigeben-Müssen. Und das Kind schreit und kräht und frisst und scheißt, genau wie es ihm passt. Es erhebt Ansprüche. Z.B. ist es wichtig zu wissen, ob es durchschläft oder ob es eine Qual ist für die Mutter.

T.: Es schläft nicht durch!

S.: Ja.

T.: Außer dem, was du jetzt sagst, höre ich auch noch eine Verknüpfung zu dem vorher Gesagten heraus, nämlich eine Art allererstes Verlassenwerden.

S.: Ja.

T: Ja, sie spricht zu ihm und sagt zu ihm: »Du verlässt mich nie«, aber jetzt hat es schon ein Stück Verlassen gegeben.

S.: Genau, genau ... aber das ist nur mühsam rauszukriegen. Du kannst sie aber fragen: Wie war die Schwangerschaft und die Vorbereitung auf die Geburt und ob sie zuerst glücklich war. Gibt es Anhaltspunkte für die Verwandlung ins Böse, ins Schlimme? Gibt es Auslöser dafür?

J.: Auslöser habe ich bisher keinen gefunden.

S.: Ja, ja … Aber wenn sie so leistungsorientiert ist, gibt's ja da auch etwas, was die neue Situation überdecken soll.

T.: Also, das war am Anfang meine Hypothese: Ich habe sie – das hab ich eben auch noch nicht erwähnt – in einer meiner ersten Handlungen in der Anfangsphase der Begleitung ermuntert, wieder Dinge für sich zu machen, z. B. Sport zu treiben, und das hat ihr auch gutgetan. Die Hypothese dabei war, dass sie als leistungsorientierter Mensch plötzlich dasteht mit einem Kind, das, wie du sagst, scheißt, schreit, scheißt und aufwacht und nicht schläft – da kann sie keine Erfolge erzielen, und ihre anderen Bereiche liegen plötzlich brach.

S.: Pausiert sie denn noch?

T.: Ja.

S.: Daraus folgt ja ein massiver Verlust von Anerkennung und Aktivität und Kreativität. Ja, sie kann ihren geliebten Beruf nicht ausüben.

T.: Es können ja auch verschiedene dieser Aspekte zusammen eine Rolle spielen.

S.: Genau … Gibt's denn dazu noch einen Gemahl?

T.: Bitte? (fast mit Widerwillen ausgesprochen) Gemahl, ja, ja, mit dem kann sie auch darüber sprechen.

S.: Gibt es vielleicht eine als ungerecht empfundene Rollendivergenz … was treibt der Mann?

T.: Er ist auch Lehrer.

S.: Und denkt nicht daran, den Job mit ihr zu teilen?

T.: Davon ist gar keine Rede.

S.: Hat sie ihn schon gefragt?

T.: Sie denkt gelegentlich an einen Teilzeitwiedereinstieg, aber da scheint es im Moment ein Hindernis zu geben, weil sie so wenige Stunden, wie sie sich jetzt im Moment vorstellen könnte, an ihrer Schule nicht bekommen kann. Typisch männerhaft habe ich nach einem möglichen Jobsharing nicht gefragt.

S.: Aha.

T.: Zu meiner eigenen Assistenzzeit im Krankenhaus konnte man das noch nicht, da war das bei unverheirateten Paaren noch nicht vorgesehen. Auch nicht im Tarifrecht des öffentlichen Dienstes.

S.: Aha, dann soll der Kerl das doch mal überlegen. Vielleicht schwelt bei ihr auch ein verschobener Hass. Vielleicht findet sie es furchtbar, wenn sie draußen nichts mehr tun kann und zu Hause auf den unerwartet lebendigen und anspruchvollen Wurm nur noch aufpassen muss.

T.: (lacht, scheint etwas verlegen) … mhm … ich hab's ja mal so ein bisschen erlebt bei unserem ersten Kind, da hab ich auf Halbzeit reduziert, hatte dann nur Schichtdienst, zwischendurch dann immer fünf Wochen frei. Aber das ist auch noch mal anders, da hat man immer wieder nach fünf Wochen seinen nächsten Einsatz und zieht Leine.

S.: Redet sie auch zu ihrem Baby … bei dir?

T.: Das hab ich einmal angefangen bei ihr, und … da kommt viel Gefühl auch zum Vater hoch, das hab ich letztes Mal versucht, und da fließen beim Thema Vater praktisch immer Tränen.

S.: Von ihm fühlt sie sich am meisten verlassen.

T.: Da scheint am meisten seelische Energie gebunden, zumindest vordergründig.

S.: Kannst du einmal zu dem Ehemann sprechen? (Mein Ziel ist es, eine latent spürbare Beziehung zu dem Ehemann aufzudecken und möglicherweise einen blinden Fleck in der Familiendynamik aufzuhellen. Er wählt sich einen Sitzsack als Symbol des Mannes und beginnt, leicht irritiert, fast vorwurfsvoll:)

T.: *Das muss Sie doch ganz schön irritieren, dass Ihre Frau ihr gemeinsames Kind so … ablehnt zeitweise. Ich wundere mich, wie Sie damit umgehen können … und wie leben Sie überhaupt miteinander – ich kann mir das gar nicht vorstellen … ich hab Sie ein bisschen ausgeblendet … vielleicht hab ich mich ein bisschen in … die Rolle des verständnisvollen … Zweitpartners hineinfantasiert und Sie deswegen ein Stück weit draußen gelassen, aber wenn ich Sie jetzt so sehe … da könnten Sie, glaube ich, eine gute Hilfe sein für Ihre Frau. Ich erinnere mich jetzt, wie Ihre Frau erzählt hat, dass Sie ja doch immer wieder, wenn Sie nicht arbeiten, nächteweise und wochenendweise sich zuständig fühlen …*

S.: Aha. So verschafft er sich vielleicht die Erlaubnis, vollberuflich weiterzumachen.

T.: (lacht) … Aber ich denke gerade darüber nach: Er ist einer der letzten Männer, die da verblieben sind neben diesem männlichen Säugling, kein Schwiegervater mehr, kein Vater mehr, aber dieser Mann ist noch da, und auf dem ruht jetzt einiges an Hoffnungen, Wünschen, von der ganzen Familie.

S.: Was sagen deine Gefühle zu ihm?

T.: Ach, ich hab jetzt überwiegend Sympathiegefühle ihm gegenüber … Ich hab im Hinterkopf, dass ich jetzt sagen sollte: *Wie wär's denn, wenn Sie mal Ihre Vollbeschäftigung hintanstellen und Ihre Frau den Job übernimmt?*

S.: Das ist gleich ein bisschen viel verlangt, aber halbe-halbe wäre denkbar, oder hast du das gemeint?

T.: Ich merke, ich habe Hemmungen, es anzusprechen …

S.: Ja! ja … probiere es trotzdem …!

T.: (in leicht ironischer Anspielung auf meine Aussage) *Mir hat ein schlauer Mensch gesagt: »Warum arbeitet dieser Mann eigentlich nicht halb?«, und jetzt, wo er mich erst mal draufgebracht hat und ich darüber nachdenke: Warum … warum eigentlich nicht …, ich gebe die Frage mal an Sie weiter: Haben Sie mal darüber gesprochen? … Warum teilen Sie sich die Arbeit nicht, sodass jeder seinen Beruf auf halber Stelle verfolgen kann und zur anderen Hälfte Kinderbetreuung macht?*

S.: Jetzt würde er sagen: Ja, das wäre doch ein finanzieller Verlust, weil ich ja mehr verdiene …

T.: (ruft spontan, leicht gespielt aus) Materialist!

S.: (lacht)

T.: (zum Ehemann hin) *Ja … ich … also Ihrer Frau könnte das gut tun, wenn sie sich wieder mehr berufliche Bestätigung holt, wenn sie wieder einsteigen kann in den Arbeitsbereich, wo sie sich als erfolgreich erlebt hat – das wäre für Ihre Frau eine wichtige Ergänzung zur Kinderbetreuung und das würde ihr sicher helfen, ihre aktuelle Krise schneller zu überwinden … Ich merke, ich bin nicht so richtig überzeugt, wenn ich das sage, das hört man wahrscheinlich auch.*

S.: Du hast ihr gleich ein bisschen viel versprochen – das klingt so vollmundig.

T.: (lacht) …

S.: Ich würde mal fragen, wie die Rollenverteilung bisher war … und … ob er das nachfühlen kann, dieses 100%ige bei der Ehefrau, sie letztlich reduziert auf Baby, Küche. Vielleicht hat sie auch das Auto nicht mehr, man weiß ja nicht, ob die Schule in der Nähe ist.

T.: Das weiß ich auch nicht.

S.: Bleibt sie überhaupt beweglich? Was machen die Freundinnen, kann sie einen Bekanntenkreis halten, verliert sie mit ihren Kolleginnen auch Freunde? Wie groß ist der Absturz in die Isolierung? Zum Ehemann: »Sehen Sie das eigentlich auch? … oder haben Sie Mühe, wie Ihr Therapeut, das genau anzugucken?«

T.: (etwas verlegenes Räuspern)

S.: »Oder wollen Sie nicht mal mitkommen in die Therapie, da müsste ich natürlich erst Ihre Frau fragen, aber es scheint mir auch ein Paar-Problem vorzuliegen.«

T.: (erstaunt) Meinst du echt? Also wenn man einmal deine Hypothese ernst nimmt, dann ist da vielleicht ein Stück der Wut, die das Kind abkriegt, auf ihren Mann gerichtet.

S.: Ja.

T.: Aber das ist doch komisch, dass ich ihn so anschaue und überhaupt nicht wütend bin. Was ist das Gegenstück dazu, oder ist es Ausdruck dafür, dass es noch um etwas was ganz anderes geht?

S.: Das wäre auch denkbar, aber es gibt ja einfach auch männliche Solidaritäten, in denen du steckst.

S.: Sie war nie wütend, wenn sie über ihren Mann sprach, während diese Traurigkeit, wenn es um den Vater ging, so massiv war.

S.: Mir scheint, da ist ein ungelöstes Problem zwischen den beiden. Es kann ja auch sein, dass er flieht, er hält an der Arbeit fest, um rauszukommen.

T.: Er flieht vor der schwierigen Frau und dem schreienden Kind?

S.: Vielleicht.

T.: Was würdest du dir davon versprechen, wenn der Mann mal mitkäme, dass man mal sieht, wie sie miteinander umgehen und welche Affekte spürbar sind?

S.: Und welche wichtigen Dinge sie nicht thematisieren. Ich würde sie fragen, ob sie es hilfreich fände, wenn ihr Mann mitkäme. »Gibt es Themen, über die Sie nicht sprechen können?«

S.: Diese Art von Wut, die ja auch eine Vernichtungswut ist, wo im Untergrund gibt's die noch? Sie muss doch Angst haben, dass die Beziehung bedroht ist, wenn sie sich auf den Mann richtet.

T.: Ach so. Die Wut ist vielleicht, was den Mann angeht, völlig abgespalten.

S.: Jetzt liefert der doch sein ganzes Geld zu Hause ab und ernährt die idyllische Familie!

S.: Hat sich ihr Mann verändert, seit das Kind da ist? … Manche Frauen schützen sich mithilfe eines Säuglings vor der Sexualität – manche Männer können nimmer, weil sie plötzlich eine Mutterübertragung kriegen … Ich würde sie fragen, wie hat sich denn die Sexualität entwickelt? Man muss den Gedanken, es könnte ein Familienthema sein, erst einmal behutsam einführen …

T.: Bei mir merk ich, ich muss mich selber damit erst innerlich arrangieren.

S.: Ja, ja. Es kann sich ja bei dir um eine ganz verständliche Gegenübertragung handeln, wenn du ahnst, dass ihn das sehr erschüttern könnte, weil er das Gefühl hat: Ich bin der Ehemann und der Geldverdiener, und den Rest besorgt die Frau … dass das so gar nicht geht.

T.: Vielleicht folge ich ihren Signalen, wie sie alle Wut von ihm weghält. Ich übernehme das und mache ihn auch zum guten netten Kerl. Ich habe tatsächlich ein bisschen Angst, ihm zu begegnen … aber ich glaube nicht direkt, dass das mit dem Thema zu tun hat, es ist ein Gefühl von: der könnte mir zu stark sein. Oder er könnte die vertraute Atmosphäre, die bisher in der Arbeit zwischen mir und seiner Frau entstanden ist, zerstören.

S.: Ja, ja, dann bist du eben doch, wie du gesagt hast, der ideale … dritte Mann.

T.: Aber es gibt natürlich den realen Teil, dass Männer sich oft schwertun, sich auf therapeutisches Denken und Arbeiten einzulassen.

S.: Klar, aber wenn es bei ihm so ist, wäre sie eben sehr allein mit allen Problemen.

T.: Dann wär's schon von da her geradezu therapeutisch, ihn mehr mit einzubinden.

S.: Es könnte sogar sein, dass der Mann so begeistert ist von seinem erstgeborenen Sohn, dass sie eifersüchtig ist und sich nicht mehr so beachtet fühlt, das kommt öfter vor … dass das Kind in den Mittelpunkt des Interesses beim Mann rückt, öfter ist's der Fall bei den Müttern, dass die vernarrt sind in ihr Kind …

T.: Aha, wenn sie jetzt ohnehin schon ihre narzisstische Zufuhr über die Arbeit verliert und wenn dann auch noch Zufuhr vom Mann ein Stück weit auf das Kind übergeht … Wenn man das so gedanklich sammelt, wundert man sich doch, wieso so viele Frauen ihr Kind noch klasse finden können. (Anhaltendes Gelächter)

S.: Sie könnte auch noch ein Geschwisterproblem haben mit dem Gefühl, vom Bruder wird ihr was Wichtiges weggenommen. Bei Medea ist es ja so, dass sie ihre Kinder ermordet, um sich am Vater zu rächen.

T.: Ich weiß nicht mehr so genau, wie das war mit den Geschwistern, aber sie hat mir etwas dazu aufgeschrieben. Es kann ja auch sein, dass die verschiedenen Männer, über die wir hier reden, dass es da einen einheitlichen Uraffekt gab, der sich jetzt nur auf die verschiedenen Männer in ihren verschiedenen Rollen verteilt.

S.: Vielleicht.

T.: (sehr stockend, suchend) Es ist klar, dass je älter ein Trauma, umso weitreichendere Folgen hat es; aber wäre aus deiner Sicht nicht auch vorstellbar, dass sie, wenn sie eine sehr enge Bindung an den Vater hatte, dann bei seinem Tod … vielleicht darüber hinweggeht, sich auch nicht wirklich erlaubt, ihn wirklich zu betrauern, und der Verlust dann erst anlässlich der Geburt wieder zum Vorschein kommt, also dass es nicht unbedingt ein frühkindliches Trauma geben müsste oder ein ödipales Trauma, sondern …

S.: Irgendeine frühe Anfälligkeit muss da sein, damit sich eine so schwere neurotische Störung entwickeln kann, das finde ich schon. Aber in der Tat könnte man sagen: Sie kann eine Vater-Übertragung auf den Jungen haben, also er kann ein Symbol sein für Verlust. Es kann aber auch sein, dass sie insgeheim gehofft hat, vom Sohn eine Entschädigung zu erhalten: Jetzt ist einer da, der kann mich nicht verlassen und der passt auf mich auf – ganz irrational … ich würde sie mal fragen, wem der Kleine gleicht. Jetzt probieren wir einfach noch mal, ob du zu ihr ein paar Sätze sagst …

T.: Ja, der kleine Heilsbringer … Ja gut, ich habe es aufgenommen, dass der Tod des Vaters ihr in dem jetzigen Alter noch so viel ausmacht, es spricht auch dafür, dass da schon früher irgendwas Übermäßiges stattgefunden hat oder irgendwas nicht stattgefunden hat. Hast du dazu eine Hypothese?

S.: Nee, nur die, dass sie vermutlich früh verletzt worden ist. Woran ist der Vater gestorben? Unbekannt?

T.: Nein, die Akten wissen es, ich weiß es im Moment nicht.

S.: Er könnte 65 … sie 32, er zwischen 60 und 70 sein … dann wäre diese übermäßige Trauer nach zwei Jahren nicht ganz angemessen.

T.: Ich guck mal schnell nach: ein septischer Schock nach einer Bypass-Operation, da war sie 31, er war Diabetiker, hatte eine koronare Herzkrankheit und war 72.

S.: Dann war er 40, 41, als sie geboren wurde.

T.: Weißt du, was auch ein interessantes Detail ist? Sie hat in Klammern dahinter 74 geschrieben. Sie hat sein Alter immer auf heute fortgerechnet, so wie wenn er noch leben würde.

S.: Also hat sie eine ungewöhnlich starke Beziehung zu ihm gehabt, da sind ganz viele Hinweise. Dann hat der Ehemann gar nicht viel Chancen, wenn die Beziehung so eng war, dann ist sie eine Vaterbraut möglicherweise … und … wenn die Beziehung zum Vater so eng war bei der Tochter, dann stimmt oft zwischen den Ehegatten etwas nicht. Die Mutterbeziehung ging partiell schief, und der Vater wird zum Retter vor der Mutter … als Denkmöglichkeit. Oder der Vater hat in ihr sein tröstendes oder narzisstisches Herzblättchen gesehen.

T.: Vordergründig ist die Beziehung zwischen Mutter und Tochter ganz freundlich und auch die zwischen den Ehepartnern, aber …

S.: Probier noch ein paar Sätze zu ihr, auf dem heutigen Stand … und in Anwesenheit des Mannes.

T.: *Es ist für mich eine neue Situation, dass ich Sie jetzt an der Seite Ihres Mannes sehe … und ich merke, wenn ich zu Ihnen spreche, dass ich nicht sicher bin, was ist mit Ihnen … wie glücklich sind Sie in Ihrer Ehe, wie glücklich waren Sie vor Ihrer Schwangerschaft, wie fühlt es sich jetzt wohl für Sie an; und ich merke, dass Sie mir da ein ganz freundliches Bild zeichnen von dem, wie es Ihnen miteinander geht, und wenn ich aber mit einem Außenstehenden darüber rede, dann merke ich, dass dieser Eindruck, den ich von Ihnen gewinne, nicht wirklich belastbar ist. Also, ich trau dem nicht so ganz, was ich da von Ihnen höre. Ich bin zwar schon jemand, der immer schnell irgendein Haar in der Suppe wähnt und misstrauisch ist, es könnte auch daran liegen, aber … am deutlichsten spüre ich Sie, wenn Sie in Tränen ausbrechen und Betroffenheit über*

die aktuelle Situation oder über den Verlust des Vaters zeigen. Sonst spü-
re ich Sie manchmal nicht besonders gut, nicht intensiv, authentisch,
und Ihre Wut kenne ich bisher nur anekdotisch, und ich wäre mal neu-
gierig, wie die sich anfühlt und welche Gestalt sie annehmen kann. Ich
wäre auch mal neugierig, Sie eine Körper-Übung mit Ihrem Partner ma-
chen zu lassen, bei der Sie etwas Kraft und Energie austauschen oder sich
damit gegenseitig mal konfrontieren. Wie wäre das?
(Gemeint ist eine bioenergetische Partnerübung.)

S.: Mach so etwas lieber später.

T.: Ja, später (lacht leicht verlegen, wie ertappt bei einem voreiligen Wunsch).

S.: Er muss ja erst mal da sein, wir wissen ja noch gar nicht, ob sie das will, und wenn nicht, warum sie es nicht will.

T.: Ja, ich hab sie jetzt also zusammen hier, du sagtest ja, er sitzt daneben.

T.: Was fehlt da noch, was ich ihr sage, fehlt da irgendetwas? War irgendein Affekt dabei? (Es beginnt eine konfuse Szene, weil ich ihn bitte, sich im Rollentausch einmal auf den Platz der Frau zu setzen: die Personen geraten durcheinander.)

S.: Jetzt probieren wir noch, dass du dich auf den Platz der Frau setzt und dabei den Kleinen sehen kannst (ein Teddybär), wobei ich jetzt nicht weiß, ob ich ihn zum Vater stelle.

T.: Ich setze mich auf den Platz von ihr. (Er setzt sich auf den Platz, wo vorher der Mann saß.)

S.: Da war der Mann – da bist du.

T.: Ah, ich hab da zur Frau gesprochen …

S.: Ach so!

T.: Sie war einmal mit Kind da … das ist jetzt auch interessant, weil da jetzt diese Decke ist. Ich hab diese Decke als Mann … da war ich vielleicht fantasielos, weil du in die Richtung gezeigt hast, aber wenn ich jetzt hier so sitze und ich gucke neben mich auf der Suche nach einer kraftvollen Verstärkung, dann sehe ich da diese schlappe Decke – also ist mein Bild von einem starken Mann vielleicht auch gar nicht richtig, vielleicht ist er auch ein Schlappmann, der mich jetzt mit dem allen allein lässt … hat sie aber nie gesagt … es hat jetzt auf mich eine Suggestivwirkung, das ist jetzt so weit weg, dass ich gar nicht mehr das Gefühl habe, es könnte überhaupt mein Kind sein.

S.: Ach so, aber das gehört vielleicht doch dazu (sagt für ihn, in der Rolle der Frau): »Manchmal fühl ich gar nichts dir gegenüber.«

T.: *Ich muss richtig lange hingucken, um zu merken, bist du wirklich mein Kind? ... und dann ist neben mir mein Mann und ich hab das Gefühl, der ist auch weit weg, der sitzt zwar räumlich näher, aber irgendwie fühle ich mich hier ziemlich auf einsamem Posten ... ich denk gerade drüber nach – wer verlässt mich denn eher, mein Mann oder mein Kind? Komischerweise hab ich ja bisher nur in Bezug auf mein Kind drüber nachgedacht und nur immer gesagt: Du verlässt mich nie, du wirst immer bei mir bleiben. Aber in Bezug auf meinen Mann hab ich nie drüber gesprochen, dass der mich auch verlassen könnte ... wie wird mein Mann mich finden, wenn ich jetzt ... Mutter bin? ... mein Körper sich verändert hat, ich nicht mehr so schlank bin wie vorher? ... Wird er sich für andere Frauen interessieren?*

S.: Ja, viele Ängste, und was ist das Schlimme am Kind? »Manchmal hass ich dich.«

T.: *Manchmal hass ich mich und frag mich, wie ich überhaupt Mutter werden konnte ... aber ich ...*

S.: Das hast du jetzt interessant umgewandelt; ich hab gesagt »manchmal hass ich dich«. Und du hast gesagt: Manchmal hasse ich mich oder? ... Wie ich überhaupt Mutter werden konnte ...? Oder hab ich mich da verhört oder hast du dich versprochen?

T.: Da ist alles möglich, mir ist es nicht aufgefallen, ich dachte, ich hätte gesagt, manchmal hasse ich dich, und ich frage mich, wie ich überhaupt Mutter werden konnte. Aber es gibt auch Sinn, sie hasst sich ja vermutlich auch an den Punkten, wo sie das Kind hasst.

S.: Mir kommt das Ganze vor wie ein Vulkan ... zugedeckt mit dicker Erdschicht, und an einer Stelle schießt es plötzlich raus.

T.: Und das ist das Kind, das schwächste Glied. Komisch, als du das gerade sagtest, hatte ich ein Gefühl: Eigentlich müsste ich jetzt mal laut schreien, aber irgendwie konnte ich es nicht. Es ging schon in der Richtung Kind: Ich krieg doch gar nix von dir.

S.: Das ist tragisch: »Ich krieg doch nichts von dir außer Mühe!«, dabei finden manche Mütter und Väter, nein, viele, viele, sind so beglückt, wenn es lächelt und sie anstrahlt oder sie braucht ...

T.: Aber in den Momenten, wo es strahlt, wäre der Affekt sicher ein anderer.

S.: Sagt sie das auch?

J.: Als sie das Kind mitbrachte, da war das Gefühl nicht so unerträglich für mich. Sie war nicht durchgehend kalte Mutter. Sie war auch nicht besonders fürsorglich, aber das Kind machte einen sehr vitalen und munteren Eindruck, und sie hält sich offensichtlich auch zurück, sie schlägt es nicht oder lässt es hungern.

S.: Wenn du eine Aufstellung machen würdest, wer gehört dann dazu? Es wäre vielleicht gut, einmal die erweiterte Familie zu sehen.

T.: Ja, das wäre spannend zu sehen: Welchen Mann stellt sie wie auf? Ist der Vater näher bei ihr, der Mann oder das Kind? Wer ist denn hier ihr Favorit?

S.: Wie lange kommt sie schon, das war meine Frage, die ich vergessen hatte zu stellen. Sie ist ja noch sehr am Anfang, oder?

T.: Sie ist ziemlich kurz nach der Geburt gekommen.

S.: Ah so, ja, dann sind es erst ein paar Monate.

T.: Ich bin erst jetzt dabei, einen Kassenantrag zu schreiben, sie war jetzt ein paar Probesitzungen da, vorher nur immer im Rahmen von Halbstundenterminen, in losen Abständen, am Anfang vielleicht nur alle paar Wochen. Sie hat sich am Anfang ja mehr gar nicht zugestanden … es war sehr beschämend für sie, überhaupt von ihrem Problem zu reden.

Kommentar

Das Wichtigste an dieser Stunde war die Erarbeitung von Fragen, die bisher nicht beantwortet worden sind. Den Vernichtungswunsch gegenüber dem Kind bringt der Therapeut mit der engen Bindung und der nicht wirklich gelebten Trauer und Distanzierung vom verstorbenen Vater und Schwiegervater in Zusammenhang. Das Kind wäre dann ein Auslöser für das starke Weinen, aber auch für den verborgenen Hass auf die beiden, die sie verlassen haben, der auf das Kind übertragen wird. Dies könnte durchaus ein plausibles Motiv sein.

Aber es zeigen sich weitere mögliche Motive in der Beziehung zu ihrem Mann: Sie könnte auch dort Verlassenheitsängste entwickeln, weil er sie als Mutter nicht mehr so mag; es könnte eine Rivalität mit dem Kind sein, dem sich der Vater verstärkt zuwendet; das Kind könnte ein negativer Selbstaspekt sein, weil sie ihre eigene Abhängigkeit und Hilflosigkeit hasst; und schließlich könnte sie das Gefühl haben, dass das Kind sie vom Beruf abschneidet, den sie zur Stabilisierung braucht; und schließlich kann sie den Übergang von der Schwangerschaft zum lebendigen und anspruchsvollen Kind nicht verkraftet haben und auch sich vom Kind bedroht fühlen: es könnte sich von ihr trennen, wie es das schon durch das Geborenwerden getan hat. Daneben ist eine mörderische Brudergeschichte denkbar und ein verschobener Hass auf den Mann, mit dem sie sich keines Konflikts bewusst ist.

Es ist also zu früh für fertige Deutungen, sondern der Therapeut erlebt im Rollenspiel die latenten Beziehungsformen, die ihn selbst stark affektiv bewegen. Besonders stark fällt auf die Ausblendung des Ehemannes, den der Therapeut einmal als stark, dann wieder, aus der Perspektive der Frau, als schwachen Schlappmann erlebt.

2.

Überdruss am Überdruss.
Vom Umgang mit einer Opferidentität

In dieser zweiten Supervision mit Dr. P. geht es um die Schwierigkeit des Therapeuten, mit seinen Gegenübertragungsaffekten kreativ umzugehen. Ein wichtiges Thema ist sein deutlicher Überdruss an der Patientin und der Behandlung.

Therapeut (T.): Ich würde gerne über meine Manager-Gattin sprechen. Ich meine, ich hätte vor längerer Zeit schon einmal über sie berichtet. (Bei dem Wort Manager-Gattin fällt mir ein etwas verehrungsvoller Ton auf, der aber leicht ironisch wieder zurückgenommen wird. Er bezeichnet sie auch im nächsten Satz nicht als die Frau von …, sondern:)

Sie ist die Gattin eines im letzten Jahr pensionierten Managers aus unserem Umland – sie ist knapp 60 – und hat in ihrem Leben schon zahlreiche Therapien gemacht. Zur Therapie, die ich für sie beantragt habe, ist zu sagen, dass wir vorher besprochen hatten, dass sie nur ein Mal im Monat kommen sollte. Meine Vermutung ist, dass sie sich in den früheren Therapien immer nur am Therapeuten festgehalten hat, damit sie nicht allein ist, und auch, um Veränderungen zu verhindern … damit hat sie sich über Wasser gehalten, aber auch vermieden, je etwas zu verändern. (Mir fällt ein leicht negativer diagnostischer Ton auf.) Sie hatte eine Mutter, die sie sehr kontrolliert, damit aber auch sehr gehalten hat, sie war so gut wie nie allein. Das eine Mal, wo sie wirklich allein war, erinnert sie noch heute mit Angst. Der Vater hat sich rausgehalten und war nicht wirklich mit eigener Kontur erlebbar. Sie hat, seit sie sich erinnert, immer Angst gehabt, allein zu sein, und folglich organisiert sie ihr Leben so, dass sie nie allein ist. Meine Strategie war, ihr jedes Mal eine Hausaufgabe mitzugeben, und dabei sollte sie schauen: Wo stehe ich jetzt gerade? Warum funktioniert etwas nicht, was früher ging? Was wäre ein nächster Schritt? (Mir fällt ein fast pädagogischer, anordnender Zug auf, so, als ob sich eine Übertragung gar nicht entfalten sollte … die aber natürlich stattfindet oder sich längst etabliert hat, einschließlich einer massiven Gegenübertragung.) Sie war jetzt etwa 25 Mal da von 50 genehmigten Sitzungen, das bedeutet etwas über zwei Jahre. Beim letzten Mal hab ich mehr oder weniger in einer spontanen Eingebung gesagt: Ich möchte mit ihr hinschauen, ob es überhaupt Sinn macht weiterzumachen. Wenn wir uns jedes Mal neue Ziele setzen oder wenn sie sich Ziele setzt und wir das verfolgen und wenn es rechtfertigbar ist, wie wir arbeiten; und wenn nicht, da sie das ja mehr oder weniger aufgegeben hat, dann wäre das eigentlich nur noch so etwas wie Lebensbegleitung. Aber das kann die Kasse nicht mehr übernehmen. Ich hatte sehr gemischte Gefühle, die Frau lebt wie ein Hund, sie kriegt im Monat 150 Euro Taschengeld und findet das auch noch großzügig,

Supervisor (S.): Hat sie jemals selbst etwas verdient?

T.: Sie hat nach der mittleren Reife eine Restauratorenlehre gemacht und arbeitet vier bis fünf Stunden pro Woche, also einen halben Tag. Das Geld gibt sie zum Teil für sich selbst aus, aber dafür muss sie sich vor ihm rechtfertigen.

S.: O weh! Dann ist vielleicht Emanzipation euer Thema? (T. versteht nicht, warum ist unklar, sodass ich den Satz sehr laut wiederhole.)

T.: Der Preis, den sie dafür bezahlt, nicht allein zu sein und an seiner Seite zu leben, ist der, dass sie sich behandeln lässt wie das letzte Arschloch (in diesem Satz scheint wieder ein Stück Geringschätzung einzufließen, wo die Entwertung durch den Mann in die Gegenübertragung aufgenommen scheint. Es könnte aber auch ein persönlicher Faktor hinzukommen).

T.: Er hat immer wieder Frauenaffären, und sie wird gelegentlich sogar darauf angesprochen, man hätte ihn wieder da und dort mit einer anderen Frau gesehen. Er streitet dann alles ab, aber es gibt immer wieder neue Gerüchte. Seit er in Rente ist, »kümmert« er sich um mehrere Frauen und deren Rente und dies und das. Mir ihr redet er so gut wie gar nicht, kommt abends nach Hause und setzt sich vor den Fernseher. Sie lebt wie eine Haushälterin. Er war einfach immer beschäftigt, und seit dem Ruhestand nicht minder.

S.: Sieht aus, als ginge es eher um eine Intensivierung der Therapie.

T.: Aber dann würde sie das wieder machen, was sie schon immer kennt: sich händeringend bei mir festhalten. Aber es geht darum, dass sie die kleinen Schritte schafft.

S.: Könnte man das nicht in der Stunde erreichen?

T.: (leicht empört) Ist doch alles versucht: Analyse, Verhaltenstherapie, mehrfach! Seit der Geburt des ersten Kindes. Drei Kinder, zwei Söhne, die sind aus dem Haus. Was macht man mit einem Menschen, der freiwillig wie ein Hund lebt? Und ich habe ihr ja mehrfach und ohne ein Blatt vor den Mund zu nehmen gesagt, wie ich das empfinde (ein mittlerer Groll schimmert durch die Sätze). Ich hatte ja mal die Idee, ob es für sie nicht gut sein könnte, für ihr persönliches Wohlergehen auch etwas zu tun, da sagte sie, dafür habe sie kein Geld. Jede Studentin, die hier in der Praxis erscheint, macht doch jede Woche einmal Massage oder Ähnliches! Und sie sagt: kein Geld. Es kommt noch dazu und deswegen kam sie ja: Sie hat vielerlei körperliche Beschwerden, in denen sie fast verloren geht, und natürlich sagt der Arzt: Da ist noch dies und das nötig, mit Widerwillen habe ich ihr nahegelegt, einen Hausarzt zu finden, der nicht der ihres Mannes ist. Der ist nämlich mit dem Arzt befreundet, bei dem fühlte sie sich auch nicht wohl, und dann rennt sie dauernd zu neuen Fachärzten. Und jetzt hat sie endlich eine gute Hausärztin, aber sie bleibt verstrickt in den medizinischen Dschungel.

S.: Damit hast du als Arzt doch Erfahrung!

T.: Ja, es ist kaum noch mit anzusehen. Und dabei hat sie manchmal kaum Zeit für sich, muss dahin und dorthin zur Untersuchung. An einem kleinen Punkt habe ich sie vielleicht weitergebracht: Sie hat jetzt, nach einem Jahr, angefangen mit Sport; sie geht zum ersten Mal walken, und da war ich erst ganz hoffnungsvoll, aber dann hörte ich: mit ihrem Mann! Und der geht dann voraus, und sie hat Angst, allein im Wald zu sein, und auf der Straße fürchtet sie, dass sie gesehen wird. Dann ist sie mit dem Mann wieder in der Rolle der Geduldeten, Ertragenen. (Er seufzt tief, erschöpft und resigniert.)

S.: Was bezeichnet sie selbst als ihre psychische Schwäche?

T.: Die Angst vor dem Alleinsein. Zeitweise depressive Phasen, Resignation.

S.: Vielleicht auch die Angst vor dem Selbst-Sein, dem Allein-Sein, ist das das Resignative?

T.: Sie spricht davon wie von einer faktischen Notwendigkeit.

S.: Und was bekommt sie von ihm?

T.: Nicht allein zu sein.

S.: Aber er ist ja viel unterwegs, und zu Hause sieht er fern.

T.: Es wohnt noch ein Untermieter mit im Haus, das ist für sie schon beruhigend, wenn der da ist, aber sie hat auch schon mal einzelne Nächte ausgehalten, ohne dass der da war.

S.: Sprich doch mal zu ihr. Ich spüre mehrere Affekte in dir, man hört das am Ton. Sprich frei heraus, ohne Filter, wenn es geht, alles, was dir einfällt. (T. steht auf und stellt eine Lampe beiseite, die zwischen ihm und dem Stuhl steht, auf den er die Patientin gesetzt hat.)

S.: Vielleicht ist der hohe Lampenfuß ja der Mann, der zwischen euch steht? Dann wäre das sichtbar. (Zufall und Symbolik scheinen zusammenzukommen, es ist wie ein erstes Auftauchen des Mannes, den T. kraftvoll beiseite räumt.) Deshalb sage ich: Stell die Lampe mal in ihre Nähe. Er stellt sie neben die Patientin und seufzt tief.

T.: (zur Patientin) *Es ist für mich schwer erträglich, wie Sie leben wie ein Hund und wie es gar keinen Ausweg zu geben scheint, wie wenn das alles erforderlich sei. Und wenn Sie sich damit arrangieren könnten und glücklich wären und gesund – man kann das Leben ja so oder so gestalten –, aber Sie sind immer wieder krank, immer wieder unglücklich, klagen immer wieder über Ihren Mann (tiefer Seufzer, durch den gespitzten, verächtlichen Mund ausgestoßen), ich kann es nicht fassen, manchmal macht es mich wütend, wenn ich Ihre Lust an der Beibehaltung des Status quo sehe ...*

S.: Die Angst vor dem Selbstsein leuchtet mir ein ...

T.: ... und Ihr Beharrungsvermögen im Vertrauten ...

S.: Das sind für mich ein bisschen wütend beschuldigende Töne ...

T.: *Dann habe ich auch Mitgefühl, auch den Impuls: Jetzt reißen Sie sich einmal zusammen, das ist doch unerträglich, wie können Sie das alles ertragen; wenn Sie irgendwie etwas auf sich halten, dann kriegen Sie gefälligst mal Ihren Hintern hoch und schauen, dass Sie sich mal an irgendeinem Punkt erlauben (wütend), wirklich vorzukommen als eigene Person in diesem Beziehungsleben. Dass Sie Geld kriegen, wie es Ihnen zusteht! Dass Sie eine Haushaltshilfe bekommen, wenn Ihr Mann sich schon um nichts kümmert, damit Sie Zeit haben, um eigene Unternehmungen zu machen ...*

S.: Wo sitzt die Angstquelle? Sie kann nichts verlangen, sie kann nicht allein sein. Sie kann nicht sie selbst sein … das muss doch eine Vorgeschichte haben.

T.: Sie sagt, dass sie das schon immer hatte: als die Mutter ein Mal weg war … die Mutter war letztlich so überbehütend, haltend, da-seiend, kontrollierend …

S.: Das ist jetzt ihr Mann … vielleicht kann man an der Mutterbeziehung etwas tun? Dass sie die in kleinen Schritten kündigen lernt. Du gehst davon aus, sie soll sich zusammenreißen. Ich glaube, dass das so nicht geht.

T.: Ja, das ist klar, das war ein verzweifelter Affekt bei mir, es war zu unerträglich. Es gibt miserable Verhältnisse, in denen Menschen leben, ich erlebe das ja auch in meiner ärztlichen Arbeit … Aber dass jemand an der Seite einer wohlhabenden und geachteten Persönlichkeit so miserabel lebt, das finde ich eine schreiende Ungerechtigkeit (es wird etwas von seinem Hass auf den Ehemann spürbar), ich könnte auch heulen; dazu gehört ja eine ganz bestimmte Fähigkeit; wenn ich ihr das veranschauliche … (ich wähle ein drastisches Beispiel, um auf die zugrunde liegende Todesangst bei der Auflehnung zu verweisen):

S.: Stell dir vor, es geht um einen Sklavenaufstand: Die sind alle hingerichtet worden, Spartakus, 6000 gekreuzigt … War sie schon einmal in einer Klinik?

T.: Ja, aber eher eine medizinisch orientierte Kurklinik. Es war immer mal im Gespräch, dass sie mal in eine psychosomatische Klinik geht, aber da kann sie sich nicht dazu durchringen, da kennt sie niemanden, das wäre weit weg, und schon die Fahrt dahin …

S.: Manchmal muss man so jemanden fast erpressen, oder bleibt sie dann weg? »Es hat nur Sinn, wenn Sie in einer psychotherapeutischen Klinik ein Fundament für unsere Arbeit legen.«

T.: Als ich ihr beim letzten Mal meine Zweifel sagte, ob unsere Arbeit einen Sinn ergibt, war sie ganz erschrocken.

S.: Sie müsste gefordert werden in einer Gruppe in der Klinik und von der Gemeinschaft, durch Unternehmungen … wo dieses Selbst-Sein angesprochen wird, die Konfliktfähigkeit, … und die Entfernung von ihrem Mann.

T.: Das war auch meine Hoffnung, als ich ihr das seinerzeit vorschlug:

Da würde sie ja unvermeidlich erleben, dass es ein Leben jenseits von diesem Mann geben könnte … (sie könnte die von T. erwähnte Möglichkeit einer wenigstens inneren und in kleinen Schritten äußeren Distanzierung von ihrem Mann verstanden haben wie eine totale Loslösung und Panik bekommen haben: »ein Leben jenseits von ihrem Mann«, damit wäre T. partiell zu ihrem Feind geworden).

S.: Sind die Stunden quälend oder nur unangenehm?

T.: (brummt etwas leidend) Mal so, mal so.

S.: Dieser vierwöchige Rhythmus, der hat ja auch etwas mit deiner möglicherweise gegen sie gerichteten Abwehr zu tun: »Denk ja nicht, du könntest dich bei mir wieder einhaken und verschmelzen und dich führen lassen wollen!« Aber diese Dinge gehören ja vermieden oder bearbeitet in der Therapie. Und nicht durch eine solche Verdünnung der Therapie. Das ist sehr einseitig, was ich sage. Also: In der Therapie üben, wie Autonomieschrittchen aussehen könnten! Du gibst ihr gute Ratschläge, aber vermutlich kommt der Fortschritt eher in der Regression als Möchtegern-Abhängige. Durch Übungen mit Raum und Distanz, Abgrenzung …

T.: Das leuchtet mir ein. Ihre Autonomie üben im Kontakt mit mir; erleben, dass das nicht lebensgefährdend ist – und dass das der Beziehung sogar Raum gibt. Vielleicht spüre ich zu sehr einen Sog, vor dem ich Angst habe, der etwas Erdrückendes, Verschlingendes hat, ein unendlicher Sog geht von ihr aus: Ich muss mich bei dir festhalten, ich lasse dich nie mehr los!

S.: Es kann sein, dass auch die Mutter so etwas hatte der Patientin gegenüber: kontrollierend, überpräsent, dominierend, ängstigend. Könnte sie das im Rollenspiel angehen?

T.: Ich habe es ihr ein Mal vorgeschlagen, aber das ging dann nicht. Dann habe ich versucht, für sie, an ihrer Stelle, stellvertretend zu sprechen, das war ihr eher peinlich (im Ton: das habe ich doch alles schon versucht, vergebens).

S.: Es ist ihr peinlich, sich von der Mutter abzugrenzen. Was gibt es für Nachhilfestunden für das übermäßig gebundene Kind in der Beziehung? Vielleicht regte sich in der Pubertät Autonomie?

T.: In der Pubertät hatte sie viele Auseinandersetzungen mit ihr, und die Mutter hat sie auch öfter geschlagen. Da gab es ein kleines Aufbegehren, das aber wieder erloschen ist.

S.: Ich sehe einen begehrbaren Raum vor mir, und Gesten der Abgrenzung …

T.: Etwas anderes fällt mir in diesem Zusammenhang auf: Ich habe in meiner Praxis zwei Behandlungsräume, einen medizinischen, in dem ich normale medizinische Dinge mache und die psychosomatischen Kurzgespräche, und einen Psychotherapieraum, etwa so groß wie hier, und den man ohne Schuhe betreten muss. Ich behandle die Patientin seit eh und je im medizinischen Raum. (Nachdenklich)

S.: Dann wäre ein wichtiger Schritt: der Umzug in den anderen. (längere Pause)

T.: Mir leuchtet das ein, was du sagst, aber es gibt eine Stimme in mir, die Bedenken anmeldet, dass es vielleicht auch darum geht, dass ich ihr Elend anerkenne und aushalte. Und dass ich nicht so vermessen bin zu meinen, durch welche bilderbuchartige Regression könnte etwas Grundlegendes noch korrigiert werden. (Er scheint die Patientin mit einem Teil seiner Haltung aufgegeben zu haben.)

S.: Aber sie leidet, und der Leidensdruck ist ja offen da, und die Motivation. Was du vielleicht noch nicht ausprobiert hast: Distanzierung in der Beziehung, Wachsen in der Beziehung. Du hast ja schon stellvertretend für sie gesprochen, in einer Inszenierung. Vielleicht kann man es so machen, dass sie neben dir sitzt, und dort drüben ist die Mutter, etwa so: »Ich bin jetzt mal Anwalt für Ihr inneres Kind.« Und das ruhig wiederholen, weil es beim ersten Mal ja schiefging. Sie genierte sich. Es wäre dann sogar denkbar, dass sie später auf den Platz der Mutter geht. Solange sie kommt und leidet, ist noch Hoffnung. Aber nicht dass du aufgerufen bist, der Retter zu sein. Es geht um die Erprobung von Spielräumen in der Beziehung.

T.: Eine Herausforderung ist vielleicht für den Therapeuten, dass er seinen narzisstischen Ehrgeiz … (Pause)

S.: Reduziert?

T.: Relativiert.

S.: Würde die Hausärztin das später mittragen, den Antrag für eine psychotherapeutische Klinik? Etwa so: Sie stellt den Antrag und du schreibst das Gutachten.

T.: Bei Privatversicherten ist es ja so, dass die vorher zum Amtsarzt müssen. Aber an dem Punkt ist sie nicht, sie macht das nicht mit. Selbst als sie depressiv war, nicht.

S.: Welche wichtigen Personen gibt es noch in ihrem Umkreis?

T.: Ach, ach, ach, irgendwie ist alles sehr brüchig. Es gibt eine Freundin, die hat sich aber gerade in ihren Mann verliebt, sie weiß nicht einmal, ob sie Dinge, die sie ihr erzählt hat, dem Mann weitergibt. Dann gibt es die beiden Kinder, die Tochter hat sich gerade als Lesbe geoutet und will wenig Kontakt mit zu Hause; der Sohn hat sich von seiner Frau getrennt, sodass sie auch ihre Enkel nicht mehr sehen kann. Aber er ist ab und zu noch verfügbar. Beide Kinder sind voller Vorwürfe gegen die Mutter, weil sie finden, sie habe sich zu sehr an sie geklammert.

S.: Es wäre ja auch denkbar, dass der Mann auch einmal mitkommt, der Sohn?

T.: Der Sohn? Ich habe mir schon überlegt, wie es wäre, wenn der Mann mitkäme.

S.: Ich habe das nur deshalb gesagt, weil ich nicht glaube, dass er kommt. Höchstens wenn man ihn hofiert: »Ich brauche Ihren Rat. Ich behandle Ihre Frau, aber ich komme nicht weiter.« Dann kommt er als der Chef-Therapeut.

T.: Das ist heikel. Der kann ja dann auch sagen: Was ist das für ein Therapeut, der weiß ja nicht, was er macht. Fragt mich als Laien, was er machen soll. (Es wird die Angst vor dem Mann vorsichtig deutlich.)

S.: Das ist denkbar, aber ich glaube es nicht.

T.: Ich weiß auch nicht, ob ich so einen Manager aushielte. Er hat eine großartige Position und ist wichtig.

S.: Dann würdest du mitkriegen, wie es ihr zumute ist mit ihm.

T.: Der reicht mir schon aus der Entfernung.

S.: Du hilfst ihr vielleicht, dass sie sich in zwei Jahren trennen kann, falls er nicht mitwächst.

T.: Das halte ich, mit Verlaub, für vermessen.

S.: Wenn sie ihn nicht mehr als Halt und Quäler braucht? Wenn sie sich trennt oder sich scheiden ließe, müsste er ja endlich kräftig zahlen. Jedenfalls gehen mir solche Dinge durch den Kopf, ohne genau zu wissen, ob sie brauchbar sind.

T.: Das ging mir auch lange durch den Kopf, und ich habe es einmal zum Anlass genommen – wir haben darüber gesprochen –, es gibt noch eine Schwester von ihr, da hat sie sich überlegt, eventuell hinzuziehen. Dann hat sie wieder Abstand genommen. Ich tendiere dazu, sie zu ermutigen, ihr Eigenes zu machen, vielleicht auch, wenn er sie zu sehr demütigt, wegzugehen. Aber da sie eine so beharrende Rolle hat, habe ich schließlich gesagt: Es gibt verschiedene Möglichkeiten, und Sie können sich bewusst sagen: So ist halt meine Beziehung, und ich bin nicht gerne allein, er ist halt so, und ich versuche, das Schlimmste zu vermeiden. Ich muss mich damit abfinden. Oder zu sagen: Ich will die Therapie dazu nutzen, ein Stück Abstand zu gewinnen, etwas selbstständiger zu werden. (Er bietet ihr das, in seiner Resignation, an wie Sauerbier, aber die Geringschätzung quillt aus den Sätzen.) Vor diese Wahl gestellt, kam sie das nächste Mal und sagte: Sie könne sich ohnehin nicht vorstellen, dort wegzugehen. Darauf ich: Ich fände es auch in Ordnung, wenn sie da bliebe, sie möge aber dafür sorgen, dass sie sich einigermaßen anständig behandeln lässt. (Die Verantwortung wäre ganz bei der Patientin, die genau das seit langen Jahren nicht erreicht.)

S.: Ob sie das schafft? Denn das erfordert die ganze Kraft des Widerstandes, dabei hat die Mutter sie ja kleingekriegt. Nach meinem Empfinden verachtet er sie, zeigt ihr immer wieder, wo der Hammer hängt, und findet ihre Bedürfnisse indiskutabel. »Du lebst ja doch nur von mir! Mir dir kann man nirgends hingehen.«

T.: Er redet ja nicht einmal mit ihr; vielleicht liegt es auch an ihr, dass sie das gar nicht mehr will. Uff, uff (gequält). Ab und zu muss sie mal mit zum Repräsentieren, wo man eine Frau dabei braucht, und bei solchen Anlässen wird er ganz gesprächig mit allen Menschen, nur nicht mit ihr … ich weiß nicht … Sie neigt dazu, bei ihm zu bleiben, sich schlecht behandeln zu lassen. Ihre Lösung ist also klar. Sie verschafft sich Luft durch körperliche Symptome und durch Klagen beim Therapeuten. Das ist ihr Weg, sich über die Jahre zu bringen. Meine Rolle dabei: mir das Klagen anzuhören, sie ab und zu auch etwas zu ermuntern, sich zu verwöhnen oder zu vergnügen (mit abfälligem, fast angewidertem Ton). Ansonsten darauf zu achten, ihr schlechtes Gewissen, wenn sie etwas für sich tut, in Grenzen zu halten.

S.: Da würde ich bald einmal sagen: »Für Ihr körperliches Leiden bin ich nicht zuständig, wir brauchen die Zeit für andere Dinge … Ich bin keine Klagemauer als Psychotherapeut. Das scheint nicht der richtige Weg gewesen zu sein. Jetzt stehen wir erst einmal auf und machen kleine Gehübungen, grounding, also die Suche nach einem festen Stand auf der Erde; beim Gehen die Richtung halten, sich wieder umschauen, sich entfernen, sich annähern, ganz schlichte Autonomieübungen.

T.: Das kenne ich ja aus meiner Arbeit als Bioenergetiker …

S.: Du hast ja auch eine Übertragung erwischt neben deiner Gegenübertragung: die Frau als Opfer ihres Mannes …

T.: Ja, dann bin ich der Retter der Frau, Retter der Frauen, Wohltäter (lacht), ich bin eben identifiziert mit der Frau, gegen die bösen Männer.

S.: Vielleicht hat sie das gespürt, dass sie in dir jemanden hat, der ihr Elend versteht und sie bemitleidet, auch ab und zu eine Wut kriegt auf sie.

T.: Es klingt überzeugend für mich, was du sagst, dass sie in ihrem Mann ihre Mutter wieder gesucht und gefunden hat.

S.: Und wie gut verborgen, die Mutter in ihm! Niemand denkt daran, dass in diesem Supermann die Mutter steckt.

T.: Das war mir nicht mehr so präsent. Aber wie passt das zu meiner Retterrolle gegen die bösen Männer, gegen den, mit dem sie zusammen lebt? Dann wäre ich ja etwas wie eine gute Mutter gegen die (böse Mutter) …

S.: Er ist ja auch betrogen worden: Er hat vielleicht die hübsche junge Frau geheiratet, und die hatte keinerlei autonome Substanz, und dann fing er an, sie zu verachten.

T.: Es gibt ja etwas Unbewusstes in uns, wo ich behaupten würde, das hat er gesucht: eine Frau, die sich unterwirft und die er unterwerfen kann.

S.: Genau. Aber der Preis ist hoch. Er ist nicht gereift, er ist der einsame Manager geblieben.

T.: Das stimmt: Er ist nicht gereift. Er konnte sich nicht entwickeln mit ihr. Da er das nicht weiß … er konnte sich sozial ausleben.

S.: Wenn du dich nach unserem Gespräch vorbereiten würdest … Du lässt die Frau fühlen: Wie können Sie bei so einem Mann bleiben? Aber deine Gestik war auch: Was mache ich damit? (Gemeint ist eine erschreckte Geste bei dem Gedanken, der Mann könnte mitkommen.) Das sollte die Frau erleben, dass du kompetent bleibst, falls er käme.

T.: Wenn man solche Scheußlichkeiten über jemanden hört, dann ist man nicht mehr neutral.

S.: Geh doch mal kurz auf ihren Platz. Er geht zögernd hinüber auf den Sitzsack, auf dem das Kissen liegt, das die Patientin symbolisiert. Er lässt sich einige Sekunden Zeit und ist dann sehr überrascht über seine Reaktion. Nach einigem Zögern frage ich:

S.: Kommt was hoch in dir?

T.: Sobald ich mich hier hingesetzt habe, bin ich traurig geworden. Eine resignative, gelähmte Stimmung.

S.: Kannst du mal eine Körpergeste machen, zu ihrer Beziehung zu dir, die eine Stimmung ausdrückt? (Er krümmt sich vollkommen zusammen.)

T.: Es sind zwei Kräfte: Die eine will sich verstecken und verkriechen, und die andere ist offen und Hilfe suchend (er streckt beide Arme weit zum Therapeuten hin). »Bleibe bei mir! Ich habe fast nicht mehr die Kraft zum Ausstrecken der Arme.«

S.: Kannst du wieder auf deinen Platz gehen? Ich hole mal den Ehemann dazu (und stelle einen Sessel auf einen Sitzsack, um dessen Größe zu symbolisieren).

T.: (lacht mehrmals) Der zieht gleich alle Blicke auf sich und sieht das kleine arme Wesen da, es ist völlig im Schatten. Das kommt mir gar nicht wie eine Beziehung vor, nur: da ist jemand, und dort, sie sind unverbunden … (längere Denk- und Fühlpause): Es verschlägt mir die Sprache. (Der Thron des Mannes beherrscht den Raum. T. wirkt und fühlt sich klein.)

S.: Wo müsste man also ansetzen? Wenn es dir schon die Sprache verschlägt, dann ihr noch viel mehr. Bis hin zu Todesangst. Seelischer Todesangst … 150 Euro Taschengeld sind eine Sauerei für eine Frau und Gattin, die drei Kinder großgezogen hat, und die 25 Jahre an seiner Seite gelebt hat. Normal wäre, dass sie über ein Konto mitverfügt.

T.: Er geht jeden Monat fast eine Woche auf einen Segeltörn, unternimmt viele sehr kostspielige Freizeiten.

S.: Ja, und: »Ich verdiene halt das Geld!«

T.: Ich will mal probeweise etwas zu ihm sagen:
Sie behandeln Ihre Frau wie das letzte Arschloch!
Und in meiner Fantasie würde er sagen: Das ist sie ja auch.

S.: Ja, er verachtet und entwertet sie. Wie erlebst du das, wenn sie sagt: Ich will keine Sexualität. Man hätte ja denken können, das sei eine der letzten Brücken.

T.: Sie hatte wohl noch nie Zugang dazu, nie wirklich lustvoll. Es gab ein Ereignis, da versuche ich sie manchmal zu packen. Da hat sie sich einmal in einen anderen Mann verliebt, vor zehn Jahren ungefähr. Und als sie so durchhing und keine Perspektive mehr sah, hab ich ihr gesagt: Ich weiß, dass Sie auch ein ganz anderer Mensch sein können. Wie Sie wohl damals vor zehn Jahren gewesen sein mögen? Und dann kommst ein Strahlen in ihr Gesicht, während sie sonst mehr wie ein Werwolf aussieht, von Gram und Missmut gezeichnet.

S.: Vom Hass haben wir noch gar nichts gehört.

T.: Doch, davon hat sie schon einige Male gesprochen, aber das ist nur ein heimliches Gefühl. Mir kann sie es sagen, aber ihm wohl nicht. Es ist schon mal vorgekommen, dass sie ihn angeschrien hat. (Mitleid und Widerwillen mischen sich in ihm, und dabei wird das therapeutische Konzept unklar. Als ich ihn fragte, ob er auch als Therapeut eine Körpergeste zu ihr hin machen könnte, kommt die Ambivalenz klar zum Ausdruck: die Rechte ist in ihre Richtung hin ausgestreckt, die Linke macht eine heftige abwehrende und distanzierende Bewegung. Diese gegenläufigen Bewegungen führen wohl auch zu seiner Lähmung.)

S.: Wo sitzt die elementare Schwächung dieser Frau? Auch in der Pubertät, das haben wir gesehen, aber da muss noch mehr sein.

T.: Sicher eine sehr frühe Verlassenheit.

S.: Und eine früh gehemmte Entfaltung der Autonomie. Beides ist so wuchtig, dass man fragen könnte: War sie überhaupt erwünscht?

T.: Im Gegenteil. Ihre Mutter hat sich extra operieren lassen, um überhaupt noch ein Kind kriegen zu können.

S.: War die Geburt problematisch?

T.: Nein. Das Kind ist geradezu erkämpft worden. Mir scheint allerdings, dass ihre Mutter ebenfalls jemanden brauchte, der für sie verfügbar war.

S.: Es wäre gut zu eruieren, ob sie ein gemeinsam gewolltes Kind war. Oder ob die Mutter fühlte: Ich brauche ein Kind für mich, ich bin seelisch unvollständig. Der Mann will mich nicht so recht, wir sind kein glückliches Paar oder: Ich will ihm ein Kind schenken, um ihn zu halten, es gibt ganz viele Varianten für eine Instrumentalisierung des Kindes.

T.: Was mir noch einfällt: Nachdem sie schon zahlreiche Therapien hatte und mit mir über ihre Geschichte gesprochen hat, bot sie zuerst ein völlig idealisiertes Bild von ihrem Leben mit ihrem Mann: Es war alles wunderbar, vor zwei Jahren war das. Gar nicht wie jemand, der über viele Therapien hindurch schon einige Einsicht erworben hätte.

S.: Es ist das Bild von und nach außen, das sie wiedergab: als ob sie ein richtiges Paar wären, von vielen beneidet. Obwohl einige Nachbarn schon sagen …

T.: Ich denke, ich werde konkret mit ihr im Psychotherapieraum arbeiten …

S.: Und vielleicht solche symbolischen Aufstellungen machen.

T.: Ihre Klagen mal zurückweisen. Und wenn das nicht funktioniert, dann bin ich eben wieder an dem Punkt, wo ich erkennen muss: O.k., ich bin eben für eine Weile die Klagemauer, mehr Ziele muss ich mir nicht setzen, dann habe ich eben diese Funktion (skeptisch, ob sich noch etwas ändern kann).

S.: Das heißt: Ich stehe ihr bei …

T.: … und mache ihr Elend erträglicher. Einmal im Monat, das ist o.k.

S.: Ich gebe zu bedenken, ob du sie nicht 14-tägig sehen solltest … (unausgesprochen denke ich, es sollte wöchentlich sein, mit einem anderen Konzept, fürchte aber damit vorerst überhaupt nicht anzukommen). Ich bin nicht so angesteckt von deinem Gefühl der Hoffnungslosigkeit … Das ist eine interessante Konstellation. Die Frage ist, kannst du es ihr überlassen oder änderst du das Setting zuerst?

T.: Die konkrete Handlungsanleitung … außerdem kommt sie erst in vier Wochen wieder, da kann ich das überdenken.

Kommentar

Die Stunde endet scheinbar offen, und es gibt keine konkrete Handlungsanleitung. Es kommt vielmehr auf ein Angebot zum Umdenken an, und zum Umgang mit den eigenen Ängsten vor dieser Frau und ihrem als unendlich und nicht behebbaren dargebrachten Leid, und der Angst vor und dem Hass auf den Ehemann, gegenüber dem Rettungsfantasien aufge-

taucht sind. Angst und Hass in einem hilflosen Bündnis mit der Frau läh-
men die Kompetenz des Therapeuten, und er verliert den Zugang zu den
Möglichkeiten innerhalb der Stunden, während er sie in einen hoffnungs-
losen Kampf außen schickt und mit einem Entwicklungsauftrag für das
Selbst, dem sie nicht gewachsen ist. Frau und Ehemann sind zu einem Dop-
pelmoloch geworden, sie verschlingend und klammernd und er nieder-
walzend.

Dadurch kommt eine Spur von Unaufrichtigkeit in die therapeutische
Beziehung: Er ermutigt sie fürs Draußen, wo die Wachstumschancen aber
gering sind beim Ausmaß ihrer Ich-Schwäche. Eine Berücksichtigung und
ein Umgang mit ihren frühen Wachstumsdefiziten könnten sowohl die im-
mer wieder auftauchende Wut, die Lähmung wie die Geringschätzung er-
mäßigen wenn nicht aufheben. Wichtig wäre außerdem, die eigenen An-
teile zu bedenken, weil sich eigene Übertragung und Gegenübertragung
mischen. Es ist zu vermuten, dass es einen unerkannten Strang in der Über-
tragung wegen der großen Zeiträume gibt: Er hält mich sich vom Leib wie
ihr Mann. Das würde, bei aller fügsamen Anpassung, zu einem latenten
Hass führen.

Erst als der Therapeut sich auf den Platz der Patientin setzt, ist er in der
Lage, ihre Situation zu erfühlen: Er sackt regelrecht in sich zusammen, wird
traurig und fühlt sich gelähmt. In diesem Augenblick ermäßigt sich eine
Verachtung, und er fühlt ihre Sehnsucht nach Unterstützung. Gleichzeitig
wird deutlich – durch mein szenisches Arrangement –, welches Rieseaus-
maß der Mann für die Frau (wie für den Therapeuten) hat. Dieser, ein ge-
standener Arzt und Therapeut, spürt eine immense Angst, die er von seiner
Patientin übernommen hat.

Der Therapeut hat in der Patientin, nachdem er ihre Therapiegeschich-
te gehört hatte, eher ein pädagogisches denn ein therapeutisches Problem
gesehen, und er hält sie sich vierwöchig vom Hals. Da sie seine Hausauf-
gaben nicht lösen kann, besteht die Gefahr eine weiteren Verlustes von
Selbstachtung.

3.
Ein Vater kann sich nicht trennen

Es ist die dritte Supervisionsstunde mit Dr. P. Der Therapeut ist in eine Gegenübertragungsverstrickung mit der Patientin geraten, weil er nicht würdigen kann, was bisher erreicht wurde. Er möchte ihr mehr Nähe geben und kann sie nicht loslassen, obwohl sie deutliche Zeichen gibt, dass es für ihre gegenwärtige Phase genug ist.

Therapeut (T.): Ich bin akut in einer schwierigen Situation mit einer Patientin, Pianistin, von der ich schon mehrmals berichtet habe. Sie weiß nicht mehr so recht, warum sie noch Therapie machen soll: Sie sagt, sie möchte aufhören. Dabei habe ich nicht das Gefühl, es sei stimmig. Ich spüre etwas von Widerstand und weiß nicht, wie ich praktisch vorgehen soll. Ich sehe sie morgen, für einen »Termin der Klärung«. Wir haben schon mal »geklärt«, und beim ersten Mal kam heraus, dass sie auch einigen Ärger auf mich hat, sie fand sich nicht genügend angenommen von mir in ihrem Gefühl: »Ich muss doch gar nicht mehr leisten«; sie hat sich auch so bevormundet gefühlt, mit ihren Zweifeln nicht recht angenommen. Wenn sie früher zu Hause anfing, etwas zu erzählen, dann war entweder der Vater nicht da, oder er hat nicht wirklich zugehört, und die Mutter hat sich auf ihre Berichte gestürzt, vereinnahmend …

Supervisor (S.): Es wäre wichtig, dass du zuerst Klarheit suchst. Es drängen sich mir zwei Fragen auf: Was ist rückschauend die Bilanz, und was würdest du gerne noch erreichen mit ihr? Ich möchte dich einladen, das einmal direkt zu ihr zu sagen. Dreh dich ein bisschen zu ihr, zu dem Sessel, auf dem du sie dir vorstellen kannst. Was habt ihr zusammen gemacht?

T.: Wir haben ja mal die Frage geklärt vor etwa zehn Stunden – wir hatten 50 Stunden absolviert: Macht es Sinn, noch weiterzumachen? Damals war es gar keine große Frage für uns beide, aber wir haben sehr wechselnde Phasen miteinander durchlebt. (Zu der Patientin): *Es gab die Eingangsphase, wo es Ihnen sehr schlecht ging, Sie wurden*

*von einem Freund verlassen, und dann kam der nächste, der Sie auch
verlassen hat, da war viel Schmerz, viel Nähebedürfnis, auch nach Unterstützung. In dieser Zeit war Ihnen die Therapie am wichtigsten.* (Leichter Vorwurfston, auch im Folgenden) *Da haben Sie bei mir auch ein
Stück Nähe und Halt annehmen können. Dann kann die schwierigere
Phase, in der Sie – ich sage es so, wie ich es erinnert habe – da meinten
Sie: Es muss mir doch nicht gut gehen! Damals ging es Ihnen schlecht in
der Stunde, und als ich versucht habe, Ihnen ein kleines Angebot zu machen, da haben Sie sehr blockiert und dagegen gekämpft und eben gesagt: Es muss mir hier doch nicht gut gehen* (trotzig klingend). *Und
dann sind Sie Türen schlagend gegangen. Das konnten wir beim nächsten Mal anschauen ...*

S.: Mir scheint, dass sie Leistungsdruck empfindet?

T.: Mir scheint, es war der Widerstand gegen die Mutter, die war sehr
vereinnahmend; der sie etwas sagen soll, was sie aber nicht will. (Es
liegt auf der Hand, dass die Betonung der Übertragung hier ein Ab-
schieben, ein Verlassen des Hier und Jetzt bedeutet. Es ist nämlich
nicht alles Übertragung, sondern der Therapeut ist auch bedrän-
gend. Natürlich spürt er auch die Übertragung, aber es ist im Ganzen
ein Stück subtilen Agierens in der Gegenübertragung im Gang.) Ich
selbst hatte keinen Leistungsdruck, aber wenn jemand so offensichtlich mit so einem trostlos einsamen Gesicht vor mir sitzt, dann
schaue ich, ob es eine Brücke gibt, die da herausführt. Wenn jemand
sagt, ich will gar keine Brücke, dann lehne ich mich zurück und
denke: ja gut, keine Brücke! Aber es hat mich auch betroffen gemacht. (Er fühlt sich abgelehnt.)

S.: Du hast es in der Stunde vielleicht nicht so gesehen, aber mir scheint,
es wäre wichtig gewesen, Ihr Nein zu würdigen.

T.: Doch, das haben wir besprochen, und das würde Sinn machen vor
dem Hintergrund der Geschichte mit der Mutter, dass sie sich von
ihr nicht so ausquetschen lässt. Aber wir haben es auch nutzen können in dem Sinn von einem deutlicheren Gefühl dafür, was sie an
Rahmen hat, und eine Option für Nein oder Ja.
Danach (wieder zur Patientin) *kam noch einmal eine gute Phase, wo
Sie sich sehr eingelassen haben und bereit waren, mit mir auf die For-
schungsreise zu gehen.*

S.: Was wurde bearbeitet, was wurde erreicht?

T.: Ich weiß, was sich in ihrem konkreten Leben getan hat, sie hat seit etwa einem Jahr einen Freund.

Sie sind jetzt schwanger, Sie haben eine Wohnung mit dem Freund bezogen, das ging alles in Etappen. Aber auch als Sie frisch verliebt waren, habe ich Sie nicht so erlebt, sondern wie jemand, der so eine Grundtraurigkeit in sich aufbewahrt, die etwas so Machtvolles hat, dass die Verliebtheit gar nicht darüber hinwegstrahlen kann.

S.: Könnte es sein, dass sie diese Traurigkeit noch in den Vordergrund stellt, damit die Mutter keine Angst hat, sie trennt sich von ihr?

T.: Dass es ihr nicht zu gut gehen darf, für die Mutter?

S.: Ja. Anders ausgedrückt, sie fürchtet, die Mutter gönnt ihr nicht das Gedeihen.

T.: (zur Patientin) *Was würde wohl passieren, wenn Sie freudestrahlend vor mir säßen? Und ich an Ihrer Freude teilhaben könnte?*

S.: Ich vermute, dass sie denkt, dann wird es ihr weggenommen oder verdorben.

T.: So wie wenn es eine heimliche Freude sein müsste (nachdenkliche Pause).

S.: Was arbeitet sie eigentlich?

T.: Sie ist selbstständig, hat gelegentliche Engagements, gibt Unterricht.

S.: Sie kann ihren Lebensunterhalt verdienen?

T.: Ja, nur im Moment ist es etwas schwierig. Sie war, als sie kam, aus einem guten Engagement rausgeflogen, weil sie mit dem Leiter der Institution immer wieder Auseinandersetzungen hatte. Er hatte sie kritisiert, und sie fand sich nicht richtig wahrgenommen. Es gibt eine Männerthematik bei ihr und eine Autoritätsthematik.

S.: Wenn ich jetzt einmal für dich zu ihr spreche, dann würde ich bilanzierend sagen: »Wir haben Folgendes erreicht«, und ihr ihre Leistungen im Leben aufzählen: Freund, gemeinsame Wohnung, Schwangerschaft, eigener Lebensunterhalt. Dann ist das eine Bilanz, die würde für einen alten Analytiker mehr als gut sein. »Arbeits- und liebesfähig«, das war das Höchste für Freud.

T.: Aber es ist doch vermessen, wenn ich wir sage.

S.: Doch, ich habe es zunächst für dich gesagt, damit du ihren Weg würdigen kannst. Konkret würde ich es als ihre Leistung würdigen: »Sie haben das erreicht.«

T.: Ich könnte mich also heimlich freuen, so heimlich wie sie? Aber ich weiß nicht, was unsere Arbeit bedeutet hat, ein Teil der Arbeit ging – und das würde überleiten zu der Frage: Was fehlt noch? (zu ihr) *Ein Teil der Arbeit ging darum, dass Sie ausprobiert haben, was können Sie an Nähe annehmen? Mein Hauptdilemma in den letzten beiden Stunden ist dies: dass Sie immer mit einem tieftraurig verlorenen Blick vor mir sitzen, und dieser Mensch sagt mir: »Da ist jetzt die Schwangerschaft, ich habe jetzt andere Sorgen, jetzt steht die Therapie einfach nicht mehr im Mittelpunkt. Es ist doch normal, ich bin jetzt schwanger, ich muss mich in mich zurückziehen.*

Ja, denke ich, aber zugleich wirkt sie so verloren, die Augen scheinen in einen leeren Raum gerichtet, und es macht mir echt etwas aus, an diesem Punkt zu sagen, o. k., wir können es jetzt einfach so lassen. (Er möchte ihr noch viel mehr geben, vor allem an Nähe.)

S.: Angesichts ihrer neurotischen Herkunft ist das umwerfend viel, was sie erreicht hat, sie hat ein Kind im Bauch und den Freund, alles zentriert sich auf die werdende Mutterschaft, da kann sie doch mal stopp sagen, »ich will mich jetzt nicht in meine alten Abgründe vertiefen, sondern ich will eine Pause machen«. Ich glaube übrigens, dass sie wiederkommt.

T.: Da wär ich nicht so sicher.

S.: Sag ihr doch selbst einmal, was sie erreicht hat, und was du noch vorgehabt hättest.

T. (zu ihr): *Ich würde gerne noch mit Ihnen erforschen: Was braucht es, damit Sie Nähe annehmen können? Auch haltende Nähe. (Was er ihr geboten hat und weiter geben möchte). Wenn es Ihnen schlecht ging, konnte ich Ihnen die Hand halten, einmal kam dabei das Bild hoch, wie der Vater Sie als Kind gestreichelt hat, und das war eine gute Erinnerung, ein gutes Bild, wie Sie sagten. Aber ganz oft konnten Sie die Angebote von Nähe überhaupt nicht annehmen. Da durfte ich schon nicht in Ihrer Nähe sitzen! Und es gab auch den Traum, oder Tagtraum, wo der Vater Sie vergewaltigt – ich hatte den Eindruck, um das Thema Berührung ist etwas Kompliziertes – einerseits eine Sehnsucht danach, andererseits die Angst davor, wo dann Grenzen aufgestellt werden müssen, was nur einem Teil des Bedürfnisses von Ihnen entspricht. Da ist ein Feld, auf dem wir miteinander vorsichtig forschen könnten.*

(Wenn es eine Erotisierung oder gar Sexualisierung mit ihrem Vater gegeben hat, dann bräuchte es eine längere Arbeit, vielleicht als Analyse.)

S.: Sagt sie vielleicht: »Sie wollen I h r e Form der Nähe. Ich habe doch eine Form, ich habe einen Freund, wir ziehen zusammen, was wollen Sie eigentlich mehr! Natürlich ist meine Nähe zu Autoritätspersonen brüchig, aber da wollen Sie mir etwas verkaufen … muss ich denn mit Ihnen Händchen halten oder mit meinem Vater?«

T.: (zu ihr) *Nein, das müssen Sie nicht, ich habe das sehr unterschiedlich erlebt, Stunden, wo Sie das mit tränenvoller Rührung angenommen haben, dass ich Ihre Hand gehalten habe, und dass Sie dabei sich sehr getröstet gefühlt haben, sich auch beim Handkontakt mit den Augen bei mir festgehalten haben, wo ich mich auch manchmal vergewissert habe, und Sie sagten, es tue Ihnen gut, mich schauen zu können, es wäre so etwas wie: sich an mir halten. Dann hat es Momente gegeben, wo Sie Halt suchen konnten. Manchmal war es auch so, dass Sie sich nur mit den Blicken halten konnten und jede weitere Form von Berührung von Ihnen abgewehrt werden musste.*

(Es ist nicht auszumachen, ob die Patientin kollusiv mitgemacht hat, um dem Therapeuten eine Freude zu machen, oder ob sie auch geschwankt hat zwischen Abwehr und Nähewunsch oder beides zusammen.)

S.: Jetzt sagt sie (ich für sie) etwas ganz Freches: »Ich muss nicht Ihren körpertherapeutischen Narzissmus befriedigen.«

T.: (lacht) *Wenn ich nicht die Leere Ihres Blickes sähe, hätte ich auch nicht den Wunsch, Ihnen das aufzudrängen und an dem Thema zu arbeiten. Dieser Kontrast zwischen dem: mal Nähe annehmen und darin baden, es sich gut gehen lassen damit, und dann wieder Nähe ganz kategorisch von sich fernzuhalten, und zugleich diese Leere des Blickes, die Traurigkeit, das ist für mich ein schwieriges Wechselbad. Damit kann ich nicht gut umgehen.*

S.: Vielleicht kannst du ihr sagen, was dieser leere Blick mit dir macht?

T.: Der leere Blick, der hat etwas so Trostloses, dass ich Sie in den Arm nehmen möchte, halten, so lange halten, bis Sie das Gefühl haben, Sie seien nicht in einem leeren Raum, sondern da ist jemand, ich bin nicht verloren.

S.: Das ist, könnte sie sagen, eine Erlöserfantasie. (Als Patientin gesprochen): »Die Nähe, die ich draußen leben kann, reicht mir. Wenn ich mit Ihnen da durchgehen soll, das Gehaltenwerden, den leeren Blick, wenn ich mich vor Einsamkeit im Kosmos verliere, das wäre ein unglaublich schwieriger Prozess, und dann müssten wir uns ohnehin bald wieder trennen. Das sind nämlich frühe Muttergeschichten … und da werde ich drankommen, wenn ich meinen Säugling habe. Ich kann nicht beides: in diese Abgründe gehen und positiv der jungen Familie Raum geben.«

T.: (seufzt)

S.: Also, vielleicht sagst du ihr offen: … nein, probier doch einmal, ihren Platz einzunehmen. Sie hat das alles gehört.

T.: Ich würde zuerst noch gerne etwas von hier, von meinem Therapeutenplatz aus ergänzen. Es gab noch eine Frage um das Schweigen-Dürfen: Es war in der drittletzten Stunde so, dass ihr ausdrücklich von mir erlaubt wurde, dass sie schweigen dürfe und dass das hier seinen Raum hat; das war entlastend für sie, und sie ging mit dem Gefühl, ja, hier kann ich ohne Druck sein. Dann fing sie an, sich zu verschließen und in sich zurückzuziehen.

Weil Sie dachten, ich müsste jetzt und ich sollte jetzt, und sich sehr unwohl fühlten. Ich hatte auch versucht zu verstehen, was hat es damit auf sich, und wir haben festgestellt: »Sie haben eine Erfahrung mit innerem Weggehen, das haben Sie zu Hause auch gemacht, Sie haben den Dialog mit der Mutter gemieden; Sie sind auch früh ausgezogen, das kennen Sie, schweigend weggehen, und bleiben und schweigen kennen Sie nicht. Das könnte eine gewisse Qualität haben, dass Sie lernen, ich darf bleiben und schweigen, in Anwesenheit von jemand, und gleichwohl bei sich bleiben. Das kam mir vor wie die Gestaltung von etwas Neuem. Jetzt hat sich aber in der letzten Stunde gezeigt, dass Sie beim ersten Mal, als wir das so gestaltet haben, ganz gut damit umgehen konnten, und dann kam zum Schweigen noch ein Traum, den ich eigentlich anbringen müsste, und in der letzten Stunde konnten Sie mit dem Schweigen wieder nicht umgehen, Sie haben lange geschwiegen, und dann sagten Sie, jetzt reicht es, es gebe auch nichts, was Sie wirklich sagen wollten, und Sie dächten, was soll das alles … War das vielleicht ein von mir konstruiertes Problem?

(Damit hat er vielleicht recht, es wird immer deutlicher, dass er sie nicht loslassen kann und noch einen großen inneren Auftrag spürt, der vom leeren Blick ausgeht.)

S.: Viele Eltern haben ja plausible Wunschvorstellungen, was aus ihren Kindern werden soll, und manche Kinder wollen diesen Weg nicht gehen. Sie gehen seitwärts oder sie bleiben stehen. So kommt mir das vor: dass sie auf einem Absatz angelangt ist, auf einer Etage, einem Hügel, und daneben geht es zwar noch weiter ins Gebirge, aber ihr reicht der Hügel.

T.: Ja, das kenne ich von meiner eigenen Entwicklung ja auch, dass da Treppenstufen sind und dann wieder Absätze.

S.: Ich würde sogar probieren, ins Unreine gesagt, mich bei ihr zu entschuldigen, dass du weitergehende Pläne hattest in Bezug auf ihren therapeutischen Weg und dass von daher Unstimmigkeiten entstanden sind … Ob es später eine weitere Etappe gibt, sei völlig offen …

T.: Das klingt gut, ich hatte etwas Verletzendes, ich bin in eine insistierende Rolle geraten, ich habe zwar immer wieder nachgefragt, die beiden Möglichkeiten nebeneinandergestellt, aber ich konnte mich auch mit ihrer Position nur schwer anfreunden, ich war selber auf der Suche, wollte die Suche mit ihr zusammen machen, kam aber dabei nicht zu einer gemeinsamen Wirklichkeit …

S.: Jetzt geh doch mal auf ihren Platz.

T.: (in der Rolle der Patientin, längere Pause, in der er sich konzentriert oder umidentifiziert) Ich kriege hier selbst ein Gefühl von Leere, als ob ich allein in der Welt wäre. In mich gehend, aber nicht in mir ruhend … der Kosmos ist so groß, und ich bin mittendrin. In dieser Leere, ich sitze wie auf einem Stein. Der Therapeut kommt mir unendlich weit weg vor, fremd, was will der überhaupt …

S.: Ich spreche jetzt einmal für den Therapeuten zur Patientin: »Ich kenne Ihre Zustände der Verlorenheit, ich kenne auch die Schwierigkeiten, Ihnen hierbei Nähe anzubieten, ich glaube inzwischen auch, dass es sehr beschwerliche, traumatische Lücken gibt in Ihrer Beziehung zu den Eltern, ganze Phasen, wo Sie vereinsamt waren, und dass das aber etwas ist, was in Ihre gegenwärtige Lebenslage gar nicht passt. Wir haben ein Menge erreicht; ich stelle mir vor, wenn Sie bei sich zu Hause sind, sind Sie dann nicht mehr in der kosmischen Einsamkeit. Aber diese Phasen der Unlebendigkeit, die gehören vorerst noch zu Ihnen und gehören vielleicht einer späteren Phase von Therapie an, aber jetzt kann ich Ihnen nur gratulieren, was Sie erreicht haben, und ich will Ihnen von mir aus keinen Leistungsdruck auferlegen. Weder mir noch Ihnen. (Pause) Wir können sogar sehen, dass beides zusammen nicht geht: Schwangerschaft, Liebe, Familie, Wohnung und dann das Hinabtauchen in die schlimmen Zustände der Einsamkeit. Ich finde es gut, wenn Sie sich jetzt dem Leben zuwenden …« Paradoxerweise könnte sie sagen: Wenn ich das alles höre, könnte ich sogar noch eine Weile weitermachen. Aber das soll man nicht wünschen, nur für möglich halten.

T. (am Platz der Patientin) Sag doch noch einmal als Therapeut etwas zu dieser Frage, warum ich in der Therapie nicht fröhlich sein und etwas von meinem neuen Glück zeigen darf.

S.: Wir haben schon gesehen: »Aus Angst, es wird mir weggenommen oder entwertet, ich zeige es der Familie nicht. Und es würde ein Hauch von Kritik oder Entwertung schon ausreichen …« Ich weiß nicht einmal, ob die Patientin der Mutter die Chance geben wird, ihr beizustehen bei der Geburt. Die Mutter ist bedrohlich, vielleicht sieht die Patientin das ganz überdimensional. Einige Kränkungen reichen ja, ihr das Kostbarste nicht vorzuführen. Ich würde ihr sagen: »Ich kann verstehen, dass Sie all das nicht herzeigen wollen, das Risiko wäre zu groß.

T.: Was du vorher zur Patientin gesagt hast, löst bei mir als Patientin ein Gefühl von Erleichterung und Dankbarkeit aus: die Erlaubnis zu bekommen, schweigen zu dürfen, und in Ruhe zu gucken, was ich brauchen kann. Und mich an meiner neuen Umgebung zu orientieren. Komischerweise macht diese Genehmigung mich eher weniger einsam hier. Es stellt eine Verbindung her. (Lange Pause)

S.: (zur Patientin) »Sie scheinen Angst zu haben, irgendwie wieder der Mutter in die Hände zu geraten. Ihre tiefe Einsamkeit deponieren Sie jetzt in meinem Wissen, bei mir, und gehen ins Leben. Und wenn sie bedrohlich würde, und Sie spüren die Grundstörung, das leblose Selbst, die seelisch tote oder übergriffige oder manipulative Mutter, über der toten … vielleicht kommen Sie dann wieder?«

T.: Aber das wäre eher etwas für den Hinterkopf.

S.: Ja, schon das Ausformulieren könnte ein Aufdrängen sein, aber das kann ich nicht abschätzen.

T.: Es gibt eine machtvolle Stimme von ihr, die sagt: »Ich will in Ruhe gelassen werden, mich zurückziehen dürfen.«

S.: Das leicht Kränkende ist ja: es wird eine Übertragung agiert, die man gerne mit ihr durcharbeiten würde, aber es geht nicht. (Hier verlasse ich selbst die Ebene des starken Reizes, der vom Therapeuten für die Übertragung ausging.) Es kann auch sein, ... mal abwarten, was das bedeutet, da ist so viel Neues, Lebendiges, so viel Überwinden von zwei Mal Verlassen-Werden durch Partner, ganz schöne Musik, die sie da macht.

T.: Es zeigt ja auch die Tiefe des Drangs nach Verbindung, Vereinigung ... Hoffentlich war ich auch mal der Freundesersatz, dann wieder die Mutter.

Kommentar

Der Therapeut ist unter Leitungsdruck geraten, der aber basiert auf seinem Gefühl, nicht mehr angemessen gebraucht zu werden. Das ist kränkend für ihn. Die Patientin hat lange geschwankt zwischen körperlicher Regression und dem Zulassen, ja Genießen von Halt, und der Abwehr, in der sie sich abrupt zurückzieht in eine für ihn unzugängliche Welt. Er ahnt aber das Leiden in der Tiefe und sieht es durch ihren leeren, traurigen Blick dauernd bestätigt. Diese Ebene möchte er auch noch therapeutisch angehen und setzt einen gewissen Ehrgeiz hinein, fühlt sich zurückgestoßen, wenn sie nicht darauf eingeht und Türen schlagend wegläuft. Es gilt, die Patientin loszulassen in ihre neue Welt der Familie, und die Grundstörung einer späteren Therapie zu überlassen, falls sie das dann überhaupt noch will. Der Therapeut wird überrollt von seiner Gegenübertragung, in die sich wohl auch eine eigene Übertragung mischt, etwa die einer traurigen Mutter, für die er verantwortlich war. An seiner Erleichterung nach der Stunde wird deutlich, dass es sich um eine schwierige Verstrickung gehandelt hat, die ihn unfrei machte und in tiefe Selbstzweifel stürzte.

4.

Verstrickung und projektive Identifizierung

Es geht in dieser Einzelbesprechung um viel latenten Ärger, in den der The-
rapeut (Dr. P.) via Gegenübertragung oder projektive Identifizierung ein-
bezogen wird. Man weiß in Lauf der Stunde nicht mehr, wie Macht und
Ohnmacht verteilt sind. Vermutlich sind beide hilflos, aber das ist schwer
einzugestehen. Mit verblüffender Offenheit weigert sich der Therapeut bei
der Eröffnung einer Szene: »Ich will nicht der Vater sein!« *Vielleicht des-*
halb hat er ihn auch versucht auszublenden, um nicht auf die Negativseite
der Übertragung zu gelangen. Dabei hatte sie ihn in der Stunde längst er-
eilt und ihm ein »Unwohlsein« *verpasst, was wohl ein schwacher Ausdruck*
sein dürfte für sein Erleben, das in der Supervision noch stark nach-
schwingt. Da ich davon etwas zu spüren glaube, frage ich ihn nach den Per-
sonen, die für ihn wohl anwesend waren im Behandlungszimmer. Es ist der
Vater.

Therapeut (T.): Der Patient, den ich heute vorstellen will, war heute gerade da, und ich habe eine halbe Stunde Schweigen mit ihm ausgehalten. Und ich habe gemerkt, da gibt es einigen Klärungsbedarf. Ich
habe mich nicht wohl gefühlt damit. Ich sage mal etwas zu seiner
Geschichte mit mir: Er kommt seit knapp 20 Stunden, er war vorher
allerdings schon in meiner Allgemeinpraxis. Anlass der Konsultati-
onen war, dass er zunehmend unter Druck geriet, er hatte einmal einen richtigen Heulanfall in der Praxis, das war es auch, was ihm die
Hemmschwelle genommen hat zu einer Psychotherapie. Er ist etwa
36, der Vater war Leiter einer kleinen Design-Schule, die Mutter
Hausfrau. Er hat mehrere Geschwister, er steht mittendrin. Als wir
mit der Therapie begonnen haben, war er gerade dabei, mit seiner
Freundin zusammenzuziehen, sie bringt ein kleines Kind mit in die
Beziehung. Wir arbeiten viel an den Konflikten der beiden. Er ist stu-
dierter Landwirt, hatte zwei Arbeitsstellen, die er selbst gekündigt
hat, bei der letzten aus folgendem Grund: Er hat sie trotz anderer
Angebote gewählt, weil er nicht Chef sein wollte, ganz bewusst; aber

dann kam er nicht zurecht mit dem Chef, weil der ihn immer anwerben wollte für eine radikale politische Partei. Er musste dann ein halbes Jahr Stillschweigen bewahren über diese Anwerbungsversuche, ganz von sich aus, er wollte wohl diese Vaterfigur schonen. Jetzt ist er arbeitslos. Als er zu mir kam, war er gerade dabei zu kündigen, und ich habe ihn damals ermuntert, es nicht Hals über Kopf zu machen, sondern es noch einmal mit meiner Unterstützung zu überdenken. Vergebens. Die Eltern haben sich wohl über Jahre heftig gestritten, der Vater ging weg, als der Patient elf war, danach hat er den Vater jahrelang nicht mehr gesehen. Später hatte die Beziehung einen Tiefpunkt, als er gerichtlich die Finanzierung seines Studiums erstreiten musste. Inzwischen gibt es wieder einen losen Kontakt zum Vater. Der Patient war als Kind der Liebling der Mutter. Der Vater war jemand, der über Konflikte nie sprach und der einfach wegging, Konflikt durch Weggehen löste. Das hat sich der Sohn auch angewöhnt. Er spielt immer wieder mit dem Gedanken, aus der Beziehung wegzugehen, und da muss ich auch in der Therapie aufmerksam sein. Er kann da auch einmal überraschend weggehen. Er ist gedrungen von der körperlichen Erscheinung, bioenergetisch gesehen hat er eine starke Panzerung, er ist kräftig und breit gebaut, untersetzt; er hatte ja eine Zimmermannslehre vor dem Studium gemacht, und man sieht, dass er zupacken kann. Die Stimme klingt für diese durchaus stattliche Erscheinung schwach. Ihn plagt ein psychogener Husten. Er wollte ja anfangs gar nicht glauben, dass der Husten etwas mit seinen Zuständen zu tun haben könnte. Wenn er hustet, dreht er den Kopf zur Seite und holt schräg oben Luft, ich hatte immer die Phantasie, dass ihm etwas auf die Brust drückt, manchmal holt er einfach nur qualvoll Luft, manchmal hustet er. Ich habe ihn zum Lungenfacharzt geschickt, um mich zu entlasten, aber da war nichts.

Supervisor (S.): Findet man bei Asthma etwas?

T.: Man kann bei der Facharztprüfung schon etwas finden, wenn man kompliziertere Untersuchungen anstellt. Und es gibt Asthmaformen, die nur unter spezifischen Belastungen vorkommen. Aber es kann durchaus sein, dass jemand in der Geborgenheit einer Untersuchungskabine nichts produziert, dafür umso mehr, wenn er an seinen Vater denkt oder in der Übertragung etwas von ihm spürt. Aber es klingt nicht asthmatisch bei ihm. Außerdem gibt es Phasen, da hustet er dauernd, und dann auch wieder gar nicht. Doch gegen Ende des Schweigens gestern wurde das Husten immer heftiger. Richtig anstrengend. In der vorletzten Stunde hatten wir von seinen beruflichen Möglichkeiten gesprochen: Er käme endlich gerne wieder »auf die Überholspur«. Er sei sowohl im Leben wie in der Therapie unzufrieden, weil es nicht vorangeht. Er möchte Gas geben. Und dabei sitzt er und schweigt! Ich fühlte mich unwohl, obwohl ich manchmal Schweigen sehr gut ertrage. Ich fing mich mal hier, mal da an zu kratzen, die Brille abzunehmen, dann merkte ich auch eine ärgerliche Spannung bei mir und dachte im Stillen, das könne er doch auch zu Hause tun. Ich war auch nicht überzeugt, dass es ihm gut geht. Nach ein paar Minuten fragte ich mal: Was passiert gerade? Ja, er hätte mal in sich horchen wollen, und da sei es ihm durch den Kopf gegangen, was in der Woche alles passiert sei. Als wäre er auf der Suche nach einem präsentablen Thema. Nachträglich fällt mir auf, dass dieses Schweigen natürlich auch ein Widerstand, ein Weggehen aus der Beziehung sein könnte. Ich sagte ihm, er müsse ja nichts präsentieren; außerdem hatte er mir schon früher einmal gesagt, es tue ihm ganz gut, wenn er so für sich sinnieren könne.

S.: Dann hättest du dich ja auch wohl fühlen können.

T.: Nein, hab ich aber nicht. Dann schwieg er wieder, fast eine halbe Stunde, und meinte wieder, er habe sich wohl gefühlt. Er sei bei sich gewesen.

S.: Aber du nicht?

T.: Nein. Ziemlich von Anfang an sogar. Ich hatte auch nicht das Gefühl, da sitzt jemand, der mit sich und der Welt im Reinen ist, der sich meditativ versenkt, dem Atem folgt, sich begegnet … nein, da ging es ihm nicht gut.

S.: Kann es nicht sein, dass er dich aktiv ausgeschlossen hat? Er hat mehrere Geschwister, wie viel Privatheit gab es da? Durfte er eine Welt für sich haben? Es kann sein, dass er dich aktiv ausgeschlossen hat, auch in einer Elternrolle Vater wie Mutter.

T.: Ich zweifle aber, dass es ihm gut ging. Der setzt sich doch ständig unter Druck.

S.: Aber jetzt hat er dich unter Druck gesetzt. Wenn er sich gegen dich zurückzieht, dann geht es ihm sicher nicht gut, dann ist es kein gelassenes Schweigen, sondern eher ein trotziges, eines unter Spannung, trotz äußerer Ruhe.

T.: Oder ist es ein ratloses Schweigen? Oder dass er meint, er muss mit wachsendem Schweigen etwas … Wichtiges sagen?

S.: Ratlos oder Leistungsdruck? Oder beides. Ich frage mal etwas Merkwürdiges, ich weiß nicht, ob es weiterführt. Welche Personen seiner Umgebung könnten im Raum für dich präsent gewesen sein? (Langes nachdenkliches Schweigen)

T.: Was mir einfällt: Ich will nicht der Vater sein in der Übertragung, mit dem er so im Krach lebt, mit dem er keine Verbindung hat.

S.: Möglicherweise hat er probiert, die Kommunikation zu verweigern. Bleibst du ihm trotzdem erhalten? … was könntest du zum Vater sagen … (T. wendet sich dem Vater zu, ärgerlich):

T.: *Sie haben Pate gestanden, Sie waren Ihrem Sohn Vorbild für seine Art, sich zurückzuziehen, auf Tauchstation zu gehen, nach innen oder nach außen! Jetzt dürfen Sie sich nicht beklagen. Jetzt müssen Sie ihm mit Geduld den Raum lassen, bis er Vertrauen gewinnt, um mit Ihnen in Dialog zu treten.*

Er formuliert, noch immer zornig, die Haltung eines guten Vaters.

S.: Was sind deine Gefühle zum Vater?

T.: (zum Vater) *Vordergründig laden Sie dazu ein, sich über Sie zu empören, weil Sie so viel gestritten haben mit Ihrer Frau, weil Sie abgehauen sind. Aber das verbindet mich auch ein Stück mit Ihnen, weil ich weiß, wie quälend Partnerschaftskonflikte sein können und wie sehr einem da zum Abhauen zumute sein mag. Die Sache mit dem Geld zwischen Ihnen und Ihrem Sohn finde ich schäbig. Das klingt nicht, wie wenn ein Vater seinem Sohn Solidarität und Unterstützung zukommen lässt. Und selbst wenn Sie zahlungsunfähig waren, hätte es Wege gegeben, das dem Sohn klarzumachen oder Kompromisse zu suchen.*

(Der Therapeut hält dem Vater eine Standpauke. Das verändert die Beziehung zum Patienten.)

S.: Wo siehst du den Patienten jetzt, wenn dort der Vater sitzt? Für mich ist der Patient ein wenig geschrumpft.

T.: Vor mir ist er ganz verschwunden. Er sitzt vielleicht hinter mir, ich bin sein Fürsprecher.

S.: Sag das doch mal dem Vater: »Ihr Sohn sitzt jetzt hinter mir, er hat Zuflucht gesucht bei mir.«

T.: *Ja, und ich kriege etwas ab von dem, was eigentlich Sie angeht. Das ist ziemlich nervig. Sie sollten es auch abkriegen. Aber wenn Sie dann gleich wieder abhauen, sind Sie ein Idiot. Jetzt bleiben Sie mal hier und hören sich an, was Ihr Sohn Ihnen zu sagen hat. Und was er Ihnen zu schweigen hat. Dann muss ich es mir nicht mehr anhören.*

Ich bin ein wenig traurig, während ich all das sage. Eine uralte Vater-Sohn-Geschichte.

S.: Heißt das (für T. zum Vater gesprochen): »Sie stoßen mich zu sehr auf Eigenes?«

T.: Nicht so sehr, ich habe Frieden mit meinem eigenen Vater geschlossen. Aber wenn ich auf zugängliche Väter stoße, kann ich schon sehr berührt sein, wie wenn ich auf einen Felsblock treffe und merke, dass er nicht nur hart, sondern auch weich ist. Das Phänomen zieht mich an, der Felsblock der Väter, es ist nicht immer leicht, aber Väter tun mir gut.

S.: Wenn sie funktionieren. Aber der hat sich ja Jahre nicht gekümmert.

T.: Ich habe mit Vätern Nachsicht, ich sehe deren Unvermögen und habe auch Verständnis dafür. Ich kann sie schwer nur moralisch sehen. Er hat sich halt nicht gekümmert.

S.: Nicht gekümmert! »Und Ihr Sohn kann nicht Chef sein, obwohl er es möchte.«

T.: *Es stimmt, Sie haben ihn nicht groß werden lassen. Er durfte weder klein und weich noch groß und stark sein. Und er hat sich geschützt mit einem dicken Panzer vor Ihnen und …*

Jetzt hatte ich gerade den Impuls, auf ihn zuzuspringen und ihn zu schütteln. Vorher habe ich immer weggeschaut, ihn gar nicht angeguckt. Ich stelle mir jetzt einmal vor, dass ich ihn anschaue …

S.: »Ich möchte Ihnen Gewalt antun! Sie aufwecken!«

T.: *Hören Sie mich überhaupt, kommt das überhaupt an Sie ran, oder ist es Ihnen egal?*

Da könnte ja auch beim Patienten etwas von seinem Schweigen sein angesichts einer Person, der alles egal ist. (Lange Pause) Mich würde interessieren, was das auf sich hat mit diesem aggressiven Schweigen, das sich so ausdehnt.

S.: Das schauen wir uns gleich mal an, aber ich würde gerne vorher noch fragen: Taucht da eine Übertragung von dir auf diesen Vater auf? Es waren ganz einfühlbare Gefühle dem Vater gegenüber. Trotzdem könnten auch Gefühle zu einem anderen unzugänglichen Vater mitschwingen. (In einer Supervision kann dies ein kritischer Moment sein: Man ahnt, dass der Therapeut in eine eigene Übertragung verstrickt ist, auf die man ihn anspricht. Damit erweitert sich der »Bereich des Sagbaren«, des Thematisierbaren, und es öffnet sich ein schmales therapeutisches Fenster. Manche analytischen Kollegen würden dies ablehnen. Es scheint mir aber gerechtfertigt durch die Aufgabe, die Interaktion zugunsten des Patienten besser zu verstehen.)

T.: Mein Vater ist dageblieben, aber er ist immer in die Arbeit abgehauen. Und mein Vater konnte mich auch nicht groß werden lassen. Er konnte mich nie anerkennen. Fast bis heute nicht. Er ist Kaufmann.

S.: Und dass du Arzt bist, ist nichts Tolles für ihn? Oder nur im Geheimen?

T.: Im Geheimen schon. Doch er hat mich nie um Rat gefragt, egal wie krank er war. Stattdessen ruft er einen Homöopathen an, einen Heilpraktiker. Er hat mir neulich erklärt, dass er Antibiotika nimmt, und das, nachdem ich schon 15 Jahre als Arzt tätig war. Arztsein bedeutete für ihn so viel, dass es vermutlich bedrohlich war.

S.: Der Vater des Patienten war Leiter einer einfachen Designschule. Da war es vielleicht auch bedrohlich für ihn: der Sohn als Diplomlandwirt, studiert … Gehen wir noch mal zu dem Schweigen: Die Frage ist, ob es einen so bedrängt, dass man unfrei wird oder unter Druck gerät. (Hier lässt sich vermuten, dass der Patient auf dem Weg einer projektiven Identifizierung seinerseits den Therapeuten unter Druck setzt, in einer Rollenumkehrung, die verwirrte.) Ich meine unter Leistungsdruck: Was sage ich, was deute ich, was tue ich, damit der Druck sich auflöst?

T.: Nein, das hatte ich nicht, ich fühlte mich unwohl, latent ärgerlich.

S.: Gut, lass uns das genauer anschauen. Dort drüben sitzt der Patient und schweigt. Was siehst du an ihm, was spürst du an dir?

T.: Er lässt sich äußerlich nichts anmerken. (Zu ihm:)
Sie lassen sich nichts anmerken, wie jemand, der eine Maske aufhat, eine Schutzschicht um sich herum, an der alle Blicke abprallen.

S.: Wie wirkt das auf dich, Maske, Schutzschicht?

T.: … der mich ausschließt, der mir nicht zeigen darf, was in ihm vorgeht. Und zugleich war meine Fantasie: Er steht unter Druck: Was mache ich, was sage ich?

Sie sitzen äußerlich reglos da, als ob alles in Ordnung wäre.

Innerlich läuft ein Film ab: Was ist jetzt wichtig, was wird er sagen, wenn ich etwas sage?

S.: Dann sitzt er ja wie das Kaninchen vor der Schlange. Du fühlst dich ratlos und ohnmächtig, aber er erlebt dich als mächtig.

T.: Hab ich mich ohnmächtig gefühlt? (Mir scheint T. noch immer gegen eine bestimmte Dimension seines Erlebens zu kämpfen: ohnmächtig, das wäre schlimm.)

S.: Überflüssig?

T.: Ja, überflüssig.

S.: Er sieht dich also erwartungsvoll kritisch, mächtig, und du fühlst dich ausgeschlossen und überflüssig.

T.: Ja. Da fällt mir noch ein, als ich nach dem Schweigen fragte: »Was passiert hier eigentlich?« Er habe wohl auch nicht gewusst, ob ich damit etwas anfangen könne, wenn er etwas sagt; ob es mich überhaupt interessiert, und da kam mir ein Bild und die Frage: »Haben Sie schon einmal eine Radio- oder Fernsehsendung gesehen, wo der Reporter beim Geschehen steht, aber er sagt nichts. Er erlebt alles und sieht es, aber er sagt nichts ins Mikrofon!« Da fragte er: Wieso? Und ich sagte, so hätte ich mich gefühlt. (Ärger ist spürbar.)

S.: Das scheint mir eine sehr gute Beschreibung zu sein, aber es ist sehr kritisch gesagt oder wird kritisch aufgenommen, wie eine blöde oder unverständliche Verweigerung, als ob einer zu ihm sagen würde: »Sie werden bezahlt, das Setting hat seine Regeln, also los!« Ich finde da eine wahrscheinliche massive Vaterübertragung von ihm: »Ich weiß nicht, ob Sie das interessiert.« So hätte er sich doch fühlen können.

T.: Das fiel mir auch bei meinem Dialog mit dem Vater ein.

S.: Und wie, wenn man das merkt, nutzt man es? Du hast es nicht rechtzeitig gespürt, was keine Kritik ist: dass er so fühlen könnte.

T.: Mein Unwohlsein rührte ja gerade daher, dass ich gar nicht wusste, was passiert.

S.: Das ist legitim. Du hättest ruhig sagen können: Ich weiß nicht, was passiert.

T.: Das wollte ich ja mit dem Reporterbild ja sagen, aber es kann sein, dass das als Kritik ankam.

S.: Genau das mag er gefürchtet haben: dass er nicht das Richtige bringt, was dich erreicht.

T.: (leicht vorwurfsvoll) Ich habe ja zwei Mal nachgefragt, aber dann hab ich es gelassen!

S.: Ja, du hast beim ersten Mal nur über ihn etwas gefragt: Was passiert gerade? Und beim zweiten Mal – hypothetisch – hättest du sagen können: »Ich bin ratlos, was hier läuft«, oder: »Hier herrscht eine merkwürdige Stimmung, die uns beide ergreift.« Dann wärst du auch einbezogen.

T.: Es wäre sicher besser gewesen, wenn ich die Atmosphäre beschrieben hätte und mein Gefühl dazu.

S.: Das ist ganz wichtig. Winnicott, ich weiß nicht an welcher Stelle, sagt: In manchen Situationen ist es falsch, Inhalts- oder Übertragungsdeutungen zu gehen, sondern es ist wichtig, die Atmosphäre anzusprechen. Weil die Patienten zum anderen gar keinen Zugang haben oder sich überlastet oder verfolgt fühlen. Es gibt Stimmungsübertragungen, die auch den Therapeuten umgreifen, sogar lähmen können.

T.: So wie du es jetzt formulierst, scheint mir das günstig in so einer ärgerlichen Spannung. »Zwischen uns herrscht eine Spannung, die ich nicht verstehe.« … Am Ende war ich nicht mehr ärgerlich. Aber wenn der Ärger erst mal da ist, ist es gut, dem Patienten zu sagen, dass man ärgerlich wird. Das Verstecken von solchen Gefühlen oder sie zu übertünchen ist, glaube ich, nicht richtig.

S.: Wichtig ist aber ein Zusatz: Ich werde ärgerlich und weiß nicht, was es bedeutet. Es soll nicht einfach gegen ihn gerichtet sein.

T.: Er soll auch spüren, dass es ein Prozess in mir ist …

S.: Wie war am Ende der Abschied?

T.: Freundlich. Ein Gedanke, der mir noch kam, war: Er sagte einmal, er merke, wie er ins Grübeln komme oder wie er wegdrifte, er nennt es »abdumpfen« …

S.: Er trägt wohl viel Trauer und Wut in sich; über die Mutter haben wir heute gar nichts gehört: nur, dass er ihr Liebling war. Sie war also sehr wichtig, aber der Vater hat ihn wohl nicht geschützt und dann noch verlassen. Ich finde das gravierend, der hat sich jahrelang nicht um ihn gekümmert, seit seinem zwölften Lebensjahr, und später nichts von sich hören lassen. Da muss doch schon vorher eine massive Beziehungsstörung gewesen sein. Wenn ich meinen Sohn im gleichen Alter verlassen müsste, aus irgendeinem Grund, dann würde ich doch versuchen, die Beziehung zu erhalten. Und dann dieser Prozess ums Studiengeld! Aber ich kann auch den Vater verstehen, wenn er nicht zahlen will für einen Sohn, der ganz im anderen Lager ist.

T.: Es kann auch sein, dass der Lieblingssohn der Mutter gegen den Vater Partei beziehen musste und von sich aus die Beziehung gar nicht halten konnte oder durfte …

S.: Die Frage ist, ob er irgendwann über all das mit seinem Vater sprechen kann. Wenn ich denke, wie viel dir eingefallen ist an Emotionen in Bezug auf den Vater! Die stecken ja alle auch im Patienten einschließlich der Sehnsucht, von der noch nicht die Rede war.

T.: Für mich ist das sehr interessant, denn ich hatte den Vater innerlich wie ausgeblendet. Wenn ich denke, wie wenig der da war, und so viele Gefühle!

Kommentar

Es gibt kein direkt anwendbares Ergebnis der Stunde. Aber sie hat zu einer Klärung der Beziehungsstruktur zwischen den beiden Partnern geführt. Es spielten wohl mehrere Mechanismen eine Rolle: die provozierende »Autonomie« des Patienten, die zum großen Teil von einer negativen Übertragung getragen wird; die erst langsam durchschaute Gegenübertragung des Therapeuten sowie dessen Anteile, die aus einer eigenen Übertragung auf den Patienten wie dessen Vater stammen. Dass dabei eine Verwirrung entsteht, ist nicht verwunderlich, und es ist eine große Leistung des Therapeuten, nicht allzu schwerwiegend agiert, sondern im Wesentlichen eine Haltung des Fragens beibehalten zu haben, obwohl er postulierte, Ärger müsse man auch zeigen statt ihn runterzuwürgen, und obwohl er ein Bild des schweigenden (und dienstvergessenen) Reporters fand, in das reichlich Kritik verpackt war. Ganz entsprechend hielt der Patient sich diese Kritik durch Nicht-Verstehen vom Leibe.

Für uns beide war in der Inszenierung der Schrumpfprozess des Patienten deutlich: er verkroch sich sozusagen hinter dem Stuhl des Therapeuten und ließ diesen gegen den Vater vorgehen. Dies mag eine Aussage sein über die inneren Kräfteverhältnisse des Kindes dem Vater gegenüber.

In manchen Therapien hat es sich für mich als förderlich erwiesen, den Patienten bei der Konfrontation mit Elternfiguren sich hinter mir oder hinter einer Schutzmauer verstecken zu lassen, bis die Kräfte zu einer direkteren Begegnung gewachsen sind.

5.
Wie eine Antipathie die Diagnose einfärbt

Schwierigkeiten bei der Handhabung der Gegenübertragung in den ersten Stunden mit einem 35-jährigen »Verwahrlosten«, der bei der Therapeutin eine spontane Antipathie auslöst. Die Supervision findet in der Gruppe statt. Schon bevor die Therapeutin mit ihrem Bericht beginnt, macht sie gestisch deutlich, dass es ihr vor lauter Widerwillen schwerfällt, von diesem Patienten zu berichten: als wäre es ein Missgeschick, dass er überhaupt bei ihr gelandet ist. Die spontane Antipathie beeinflusst auch die Diagnose.
Die Therapeutin (T.), eine erfahrene, ältere Analytikerin, hat während langer Jahre eine große Erziehungsberatungsstelle geleitet. Jetzt ist sie pensioniert und betreibt eine kleine Privatpraxis in einer mittleren württembergischen Stadt.

Therapeutin (T.): Es handelt sich um einen jungen Mann, der jetzt vier Mal allein da war, zur fünften Stunde habe ich ihn gebeten, seine Lebensgefährtin mitzubringen. Das erste Mal war er vor einem Vierteljahr da, geschickt von einem analytischen Kollegen, weil er so viele Probleme mit seiner Lebensgefährtin habe. Der junge Mann ist Theaterdekorateur und organisiert Ausstellungen. Und er ist Privatpatient, was ja immer etwas schöner ist für die Liquidation als Kassenpatienten. Sie leben in getrennten Wohnungen, sie ist Anfang 30, sie haben einen Sohn mit vier Jahren. Auf einer Tagung hat er sich jetzt in eine andere Frau verliebt, habe auch mit ihr geschlafen, und seine Lebensgefährtin habe gesagt: »Ja, das kannst du ruhig machen, aber belästige mich nicht.« Die Lebensgefährtin ist bei diesem Kollegen in Behandlung, der ihn zu mir geschickt hat. Der Kollege bemüht sich sehr, macht eine sehr liebevolle Analyse seit drei/vier Jahren. Es ist so eine Mädchenfrau, hat ein Spängchen im Haar und blaue Augen, und dass sie nicht noch eine Zahnspange drinhat, das wundert mich. Aber so benimmt sie sich, wie eine pubertierende junge Frau. Sie hat auch schlechte sexuelle Erfahrungen gemacht, ist missbraucht worden und könne mit diesem Mann nicht schlafen.

Dann hab ich gefragt, wann es das letzte Mal Verkehr gab: »Ja, so vor einem Jahr.« – Und wollen Sie mit diesem Mann zusammenbleiben?« (Der Bericht gleicht hier bereits einem leicht gereizten Interview.) Das könne sie noch nicht sagen. Das würde die Analyse erbringen. (Gelächter in der Gruppe) Dann habe ich gefragt: Kann er denn mit anderen Frauen schlafen? »Ja, das kann er, das habe ich ihm freigegeben. Aber er soll sich auch um mich bemühen.« Dann fragte ich: »Haben Sie denn eine Langzeitperspektive mit diesem jungen Mann?« (Sie spricht konsequent vom »jungen Mann«, der 35 ist). »Jaaaaaaaa (begeistert), wenn die Analyse fortgeschritten genug ist, dann werden wir wieder ein glückliches Paar.« Das war die letzte Stunde. Diese Paarstunde war genauso abstrus wie dieser junge Mann; er wolle eigentlich mit dieser Frau leben, aber mit ihr dürfe er nicht schlafen. Das halte er nicht aus, weil er doch jung ist, aber mit anderen Frauen könne er auch nicht schlafen, weil er doch mit dieser seiner Freundin schlafen möchte. Es war ein totales Durcheinander um die Sexualität. Dann habe ich ihn nach seiner Geschichte gefragt: Er ist unehelich geboren, einziges Kind, seine Mutter hatte sehr viele Männergeschichten, er hat im Ehebett mit geschlafen, bis zur Pubertät. Die Männer, die gerade kamen, haben auf der anderen Seite des Ehebettes geschlafen. Er hat dann versucht, sich schlafend zu stellen, um die Mutter nicht zu stören, aber es sei ganz furchtbar für ihn gewesen. Wenn wieder einer kam, habe er sich sehr aktiv bemüht, dass der nicht lange blieb, damit er sie wieder für sich hatte. Den Vater hat er erst mit 19 Jahren kennen gelernt, aber sie hatten sich nichts zu sagen. Und wenn es ihm heute mit seiner Lebensgefährtin schlecht geht, dann geht er zu seiner Mutter und weint sich bei ihr aus. Er hat schon eine Therapie gemacht von gut 130 Stunden, bei einem Kollegen. Ich denke, dass dieser Patient keine Analyse machen kann oder machen will. Das erste Mal habe ich ihm auch gesagt: Ich glaube nicht, dass Sie eine Therapie wollen. Sie wollen, dass Ihre Beziehung gut wird, aber Sie wollen nicht wirklich eine Therapie machen, denn sonst hätten Sie etwas von Ihrer ersten Therapie profitiert (leicht gereizt). Er meinte, er habe schon profitiert, er habe nicht mehr so große Ängste, Verlustängste; das habe ich ihm dann auch geglaubt. Ich sagte: Wissen Sie, wir machen keinen neuen Termin, überlegen Sie sich, ob Sie wiederkommen wollen oder nicht. (Mir war längst der gereizte Ton aufgefallen, und ich überlege, wie ich die Supervision organisiere, damit die Therapeutin nicht beschämt dasteht.)

Supervisor (S.): Lass uns doch schauen, was in der ersten Stunde los war, wie du ihn erlebt hast, dass du gesagt hast: Sie wollen ja gar nicht! Da ist etwas unklar, versuche zurückzugehen zum Erstgespräch, was ist da gewesen, was dich so skeptisch gemacht hat. (Ich bitte die Therapeutin, sich direkt an den Patienten zu wenden, der mit einem Kissen dargestellt wird. Ziel: die Gefühle in der Gegenübertragung deutlicher zu machen. Sie spricht zu ihm:)

T.: *Eigentlich sind Sie ein Sonnyboy, der das Leben von der sonnigen Seite haben möchte, der sich darüber aufregt, wenn die Freundin nicht mitspielt oder wenn die Freundin Sie mal wieder vor die Tür setzt. Aber ich habe nicht das Gefühl, dass Sie sich in Ihre eigene Vergangenheit hineinversetzen wollen, Sie möchten, dass es besser läuft. Ob das eine Voraussetzung für eine Therapie ist oder gar für eine Analyse, das bezweifle ich.*

S.: Wie hast du das intuitiv so bestimmt erfasst? Dass er sich nicht mit seiner Vergangenheit befassen will, dass er ein Sonnyboy ist und dass sein einziges Ziel ist: es soll besser werden mit seiner Freundin? Wie hast du das so schnell erfasst? Es kann sein, du bist genial … Wie hat er auf dich gewirkt?

T.: (tiefes Stöhnen) Sehr leger!! Der saß da so, in einer Sofaecke, dann hat er die Beine hochgezogen, das eine Bein auf dem Sofa! Er wirkte eher jungenhaft, nicht wie ein Mann. Und unkompliziert und unzufrieden, ein Stück weit auch verwahrlost, wie er von seinen Frauengeschichten gesprochen hat. Mit dem anderen Analytiker, dem von seiner Frau, zusammen war er auf einem Kongress, seitdem sagt er auch du zu ihm. Und da hat er diese Frau kennen gelernt, mit der er sich eingelassen hat.

S.: Moment mal, du sagst, der Analytiker macht eine sorgfältige Analyse …

T.: Nee, eine Jung'sche Analyse, aber sorgfältig, indem er sich sehr engagiert für die Belange der jungen Frau, während sein früherer Analytiker sich überhaupt nicht für ihn interessierte.

S.: Er geht mit dem Analytiker seiner Freundin auf den Kongress?

T.: Ja, da war er mit dem …

S.: Und das findest du gar nicht merkwürdig?

T.: Ja, das kommt ja eben noch dazu … (Gelächter der Gruppe) Es ist alles sehr merkwürdig mit diesem Analytiker und seiner Frau. Der war früher ein Patient von mir, als ich noch in der Erziehungsberatung war. Er kam etwa ein halbes Jahr und hat sich dann von seiner Frau getrennt. Er hat mich danach gefragt, wie man Analytiker wird, der war damals Arzt in einem großen Unternehmen. Ich habe ihm die Möglichkeiten genannt, und da fuhr er zur Ausbildung nach Zürich. Und jetzt hat er mir diesen jungen verwahrlosten Mann geschickt.

S.: Und er ist ein Duzfreund des Partners seiner Patientin.

Gruppenmitglied: (erstaunt) Wie können die Duzfreunde sein?

T.: Na, so wie wir, vielleicht aus einem gemeinsamen Workshop.

S.: Also, da riecht etwas nach Kunstfehler: Dein Patient ist ein Duzfreund des Analytikers seiner Lebensgefährtin? Und die fahren zusammen auf einen Kongress? Ein Gruppenmitglied: Sind die dort zusammen hingefahren, oder haben sie sich dort zufällig getroffen?

T.: Das habe ich nicht so genau gefragt. Ich habe ja gedacht, dass ich diesen Mann in der ersten Stunde abgewimmelt hätte, indem ich ihm gleich sagte: Wissen Sie, ich weiß nicht, ob Sie überhaupt eine Analyse machen wollen, Sie wollen sowieso gar nicht für sich eine machen, sondern weil Ihre Frau das will. Aber er kam nach einem Vierteljahr wieder.

S.: Vielleicht fehlt ihm doch etwas, außer der großen Unzufriedenheit mit dem Schoß seiner Freundin, der durch einen Missbrauch versperrt ist. Aber das scheint mir immer noch eine Rationalisierung von dir: »Sie wollen ja keine Analyse machen! Sie können von mir aus wieder abzischen. Aber Ihr Freund hat Sie ja zu mir geschickt.« Und also habe ich in den Apfel gebissen. Aber warum ist der verwahrlost? Er hat auf dem Kongress mit einer anderen Frau geschlafen.

T.: Ach, auch von seinem Beruf her, oder wie der sich gibt und so …

S.: Jetzt kommt es aber faustdick (Gelächter in der Gruppe). Er organisiert Ausstellungen, das ist ein sehr seriöser Beruf, er präsentiert Kunst, oder das Bühnenbild für Organisationen, »CDU – einmal und für immer« (Gelächter).

T.: Aber wenn der doch neben seiner Mutter im Bett schläft und seine Mutter bumst einen anderen, oder ein anderer bumst sie, das ist doch nix!!! (mit erhobener, empörter Stimme, anhaltendes Gelächter über den Grad ihres Ungehalten-Seins).

S.: Da könnte man ja auch sagen: Damit habe ich Mühe, diese Störung habe ich noch nie gesehen, wenn einer bis zur Pubertät im Call-Girl-Bett oder im verwahrlosten Bett der Mutter schläft … war das eine Einzimmerwohnung?

T.: Ich glaube schon.

S.: Es scheint schon eine hochpathologische Beziehung zur Mutter zu bestehen. Und da geht er ja auch noch hin, um sich auszuweinen. Mit alldem scheint der Mann ja eher ein armes Schwein. So weit würdest du noch mitgehen?

T.: Ja.

S.: Aber du kannst nichts mit einem jungen Mann anfangen, der bei seiner Mutter den multiplen GV gesehen hat? Diese Störung ist dir neu.

T.: Ja. Das ist die eine Geschichte; die andere ist die, dass ich mit dem anderen Analytiker irgendwelche kollegialen Beziehungen habe, nicht gerade heiße; die dritte Geschichte ist, dass ich jetzt diese junge Frau gesehen habe, und diese beiden sind Eltern! Das ist so eine Kindfrau, die nicht in einem klassischen oder in meinem großmütterlichen Sinne weiß, was sie will. Und … (sehr stockend) … Überhaupt … wenn ich den Dialog diagnostizieren würde … dann bei ihm: männliche Identifikationsstörung auf narzisstischer Persönlichkeitsstruktur, und da sage ich: Muss ich mich damit noch einlassen?

S.: Überhaupt nicht! Und wenn nicht, was rätst du ihm denn?

T.: (etwas wehklagend) Und kann ich das überhaupt noch? Habe ich noch die Potenz? Regt mich das alles nicht zu sehr auf?

S.: Gib ihm doch einmal einen Rat, was er machen soll.

T.: Ich weiß es nicht. (seufzend):
Ich weiß es nicht, was ich Ihnen raten soll.
(direkt zu ihm gesagt, nach einer Aufforderung von S.).
Auf alle Fälle bin ich froh, dass ich Ihre Freundin kennen gelernt habe, die Sie mir tatsächlich so beschrieben haben, wie sie ist. Ich hatte mir nicht vorstellen können, dass die wirklich so ist. Und dass Sie doch die Dinge relativ real sehen und nicht versponnen sind, was ich Ihnen unterstellt hatte. Ihre Mutter will ich mir nicht auch noch anschauen, weil ich Ihnen

glaube, dass sie so ist, wie Sie sie mir beschrieben haben. Aber ich weiß
nicht, was ich mit Ihnen anfangen soll. Ich weiß nicht, ob ich Sie mir noch
zumuten kann. Ob ich die Kraft habe, Sie drei bis fünf Jahre durchzutra-
gen.

S.: Also, wie bringst du es ihm denn bei: Such dir einen Papa?

T.: (scheinbar hilflos, des Patienten sozusagen müde) Warum muss ich
denn alles sagen, sagt ihr es mir doch, bitte!

S.: Nein, du siehst ihn doch jetzt vor dir.

Ein Gruppenmitglied: Ich war eine Zeit lang so was von müde geworden, und plötzlich, als du so gradeheraus gesprochen hast, war ich
ganz wach und präsent. Warum hast du das nicht längst gesagt:
»Suchen Sie sich einen männlichen Therapeuten, weil Ihnen Struktur fehlt, …«

S.: Und männliche Identifikation …

Gruppenmitglied (ziemlich kritisch): Einen, der nicht voreingenommen
ist, der auch nicht verstrickt ist in so merkwürdigen Beziehungen,
das kennt er doch von zu Hause.

S.: Ich würde mir vor der nächsten Stunde ein paar Sätze aufschreiben,
warum du ihm rätst, er solle sich an einen männlichen, väterlichen
Therapeuten wenden, weil ihm das am meisten gefehlt hat in seinem
Leben.

T.: Ich meine, dass ich das schon in der ersten Stunde gesagt habe. Aber
nicht so deutlich.

Gut, Sie waren schon früher bei einem Analytiker, den kenne ich eben
auch, ach ja, (seufzt) *das ist kein so ein rechter Mann* (Gelächter), *ich*
habe gehört, dass der so assoziativ arbeitet: Er hat in seinem Arbeitszim-
mer ganz viele Bücher, und dann holt er ein Buch raus, schlägt auf und
sagt mit einem Zitat: »Wie wäre es damit, können Sie damit etwas anfangen?«

(Gelächter)

S.: Ich würde in diesem Fall einmal zu einem anständigen Freudianer
raten.

T.: Das Problem ist ja nun, und das hast du gesehen … er schätzt mich,
und deshalb bin ich in einer Zwickmühle: Dass er mich schätzt, das
gefällt mir, aber ich glaube nicht, dass ich die Potenz habe, und ich
will es mir auch nicht antun.

Gruppenmitglied: Das könnte auch anstrengend werden …

T.: Genau.

S.: Es ist völlig legitim, dass du davor zurückscheust. Jetzt geht es um die Form, … er achtet und schätzt dich, also wird er deinen Rat vermutlich annehmen. Noch besser wäre es, du würdest ihm jemanden nennen können.

T.: Das denke ich auch …

S.: Er kann ja auch ein Stück fahren.

T.: Er wohnt hier fast um die Ecke, kommt sommers fast barfuß, fast, eben in dieser heißen Zeit, schlapp-schlapp-schlapp, in Schlappen.

S.: In zwei benachbarten Städten gibt es viele Therapeuten.

T.: Die Kollegen in meinem Alter, die hören alle auf oder haben schon aufgehört. Ich müsste mich erst noch einmal umhören … Ihr seid der Meinung, es sollte wirklich ein Mann sein? Es ist ja eine männliche Identitätsstörung. Ein anderer stellt vielleicht eine andere Diagnose. Ich danke euch.

Kommentar

Die Kollegin beendet die Supervision ziemlich abrupt, sodass es in der Gruppe auch keine Nachbesprechung gab, etwa über die »induzierten Spontanphänomene«, also die affektiven Reaktionen der Gruppe auf den Patienten und auf die Beziehung. Eine leichte Schonhaltung könnte dabei auch eine Rolle gespielt haben. Und das Gelächter war ein zusätzlicher Kommentar an wichtigen Stellen.

Diesen Bericht habe ich nur mit einem gewissen Zögern aufgenommen, weil er zeigt, wie auch eine erfahrene Kollegin bei einem Patienten, der ihr aus irgendeinem Grund »missfällt«, mit ihrer Gegenübertragung in Schwierigkeiten geraten kann und in Gefahr gerät, ihn nicht von der Leidensseite her zu sehen, sondern ihn negativ zu diagnostizieren. Sie findet ihn, vereinfacht gesagt, moralisch nicht in Ordnung: Wie er mit Frauen umgeht, wie er sich auf das Sofa lümmelt, wie er beinahe barfuß (in Flip-Flops) in die Praxis kommt usw. Außerdem kann er sein Anliegen nicht als introspektiv erfasstes Leiden darstellen, sondern klagt vorwiegend über seine sexuell unzugängliche Frau. Die Therapeutin scheint über das Familienmilieu so empört, dass sie sich verschließt und, vielleicht zu Recht, an ihrer Kompetenz und Potenz zweifelt. Sie steckt in einer Sackgasse: Sie scheint durch die Überweisung von einem mit ihr befreundeten Kollegen verpflichtet, den

»ehrenvollen« Auftrag zu übernehmen. Der überweisende Kollege war allerdings bei ihr einige Zeit in Analyse, könnte einerseits noch in einer idealisierenden Übertragung verharren und ihr den schweren Fall zutrauen; andererseits mit unbewussten Rachefantasien ihr ein gehöriges Kuckucksei ins Nest setzen wollen. Weil die Kollegin es nicht wagt, von sich aus klar zu sagen: Sie gehören zu einem männlichen Therapeuten, oder ich kann das aus Altersgründen nicht übernehmen, verschärft sie die Diagnose, um ein Stück Legitimierung zu finden für eine Absage. Mit diesem halbbewussten Anliegen »darf ich diesen Patienten weiterschicken« kommt sie in die Supervision. Das mehrfache, fröhliche Gelächter entsteht durch ihre Bemühung, uns den Patienten als unmöglichen Kerl hinzustellen, wo eine gelassene Diagnose und die Abschätzung der eigenen Kräfte angemessen wären. Es wäre zu prüfen, ob sie in ihrer Empörung identifikatorisch auch die strukturgebende Missbilligung einer präsenten und sich kümmernden Vaterfigur ausdrückt, der Ordnung in das »verwahrloste« Herkunftsmilieu des Patienten bringen könnte. Er würde vielleicht denken oder sagen: »Es macht mich zornig, was Ihnen Ihre Mutter damals zugemutet und dass Ihr Vater sich nicht um Sie gekümmert hat.«

Die Kollegin sah der nächsten Stunde gelassener entgegen, wohl auch erleichtert, dass Sie diese mühsame Ordnungsaufgabe nicht übernehmen und auch nicht in die verschlungene und zu einem großen Teil negative Mutterübertragung eintreten muss. Die Antipathie ist so stark, dass sie sich im direkten Dialog mit dem Patienten nur bestätigt: Sie hat sogar Mühe, sich überhaupt an ihn zu wenden, schließt aber aus den Reaktionen der Gruppe, dass sie berechtigt ist, ihn zu einem männlichen Analytiker weiterzuschicken. Es scheint ihr sogar Mühe zu machen, überhaupt zu überlegen, an wen sie ihn verweisen könnte. Die Inszenierung dient hier nur der Bestätigung eines massiven negativen Urteils, das sie offensichtlich irritiert, besonders deshalb, weil der Patient an ihr zu klammern scheint.

Eine genauere Diagnose lässt sich noch nicht stellen, eine Belastung durch die überenge, sexualisierte Beziehung zur Mutter ist aber höchst wahrscheinlich, ebenso durch das entwertende Fehlen des Vaters, das zu Größenfantasien, Minderwertigkeitsgefühlen, vielleicht auch zu einer befremdenden Anspruchshaltung und einer Abwehr von Introspektion führte. Er scheint die Abwehrhaltung der Analytikerin nicht oder nur ganz unbewusst gespürt zu haben. Oder im Gegenteil, er reagiert anhänglich, als ob er eben mit partieller Ablehnung leben müsste und sie bei ihr gefunden hätte.

6.

Der lähmende Ehrgeiz des Vaters

Der Supervisand, Herr D., ist Familienberater und ausgebildeter Körper-psychotherapeut. Er kommt zur Einzelsupervision.

Therapeut (T.): Ich möchte heute über einen Patienten berichten, den ich vor zwei Jahren schon einmal vorgestellt habe. Er ist seit etwa drei Jahren bei mir, mit wöchentlichen Terminen. Er ist vor kurzem 40 Jahre alt geworden. Es gibt einen Bereich, auf den wir immer wieder stoßen, bei dem eine Spannung immer wieder erscheint und der ihm ein großes Anliegen ist: Beruf, Arbeit, wo auch Veränderungen anstehen; zum andern sein Privatleben. Für mein Empfinden über-deckt er das Private mit dem Beruflichen, wobei ich natürlich sehe, dass der Beruf sehr wichtig ist. Dann sagt er, wie um sich zu ermuti-gen: Dieses Jahr will ich wirklich an die »Privatthemen« herangehen und nach den Schwierigkeiten schauen. Im Beruflichen sieht er keine Perspektiven, selbst um die Weihnachtszeit quält er sich immer mit dem Beruflichen. Ich beschreibe von beiden Bereichen kurz den Hintergrund: Er ist Chemiker, und es stand am Anfang unserer Ar-beit immer noch zur Debatte, ob er den Professorentitel anstreben soll, obwohl er ziemlich alt dafür war. Er quälte sich, ob er wirklich will oder es bleiben lässt. Er ist an der Uni als Assistent beschäftigt. Mit der Zeit hat sich das immer mehr geklärt, wobei deutlich wurde, dass sein Vater die große antreibende Kraft war: dass der Professor sein musste und sein soll. Schließlich hat mein Patient sich davon verabschiedet, diesem Titel nachzurennen. Es wurde auch immer deutlicher, dass er mit der Chemie immer mehr Schwierigkeiten hat, es war überhaupt nicht das, was er sich einst erhofft hatte.Und so wurde es allmählich deutlich, dass er nach einer beruflichen Verän-derung sucht. Dabei ist er aber sehr unsicher und zögerlich, hat aber angefangen, sich zu orientieren, hatte eine Reihe von Vorstellungsge-sprächen und zwei oder drei Zusagen, die hat er wieder abgesagt. Das waren hoch dotierte Jobs, Leitung von chemischen Gesellschaften, mit Forschung verbunden, er fand das toll, so etwas zu kriegen, aber es stimmte nicht für ihn. Sein Zeitvertrag an der Uni lief zwar aus, aber der Chef bot ihm Verlängerung an, da hat er wieder geschwankt, ob er einen neuen Dreijahresvertrag will, als Beamter, oder ob er nur noch ein Jahr bleiben soll, als Angestellter, weil er dann eine Arbeitslosenversicherung bekommt. Schließlich hat er sich für die drei Jahre entschieden, aber das wurde ganz schwierig, weil er eine innere Blockade spürte: Das, was er tun sollte –, er müsste forschen – will er gar nicht mehr, und das lähmt ihn furchtbar. So viel zum Beruflichen. Privat: Er ist homosexuell, wobei ich letztlich schwankend und unsicher bin, inwieweit die Homosexualität nicht eine Flucht ist. Er hat seit vielen Jahren keine homosexuelle Beziehung mehr, lebt also, was Kontakte angeht, asexuell. Einmal ging er zu einem Sex-Treff in einer großen offenen Gruppe. Dann kommt wieder, dass er sich vielleicht zu Frauen doch viel mehr hingezogen fühlt, obwohl er sich sexuell gar nichts vorstellen kann mit Frauen. Ich bringe immer wieder mal das Thema Beziehungen ein. Gelegentlich spricht er von Gefühlen und wirkt lebendig, dann wieder plötzlich überhaupt nicht mehr. (Hier gibt es eine kurze Unterbrechung, weil ich aufstehe und eine Motte fange, die vor mir herumfliegt. Beim Anhören des Bandes wirkt das merkwürdig, hat aber wohl auch mit meiner wachsenden Gegenübertragung zu tun, eine Mischung aus Langeweile, Sorge, leichtem Zorn und Mitleid.) Von der letzten Stunde möchte ich etwa schildern, weil sich das Thema da sehr stark ausgedrückt hat …

S.: Ich möchte kurz nur einen Satz sagen: Mir ist ziemlich elend bei diesem Patienten. Wie wenn jemand überhaupt keine Richtung hat.

T.: Das stimmt. Das »elend« ist ein gutes Stichwort, auf das ich noch kommen möchte. In der letzten Stunde hat er wieder gesagt, das Berufliche sei ihm ganz wichtig. Und am Thema Beziehung will er eigentlich gar nichts tun. Aber später sagte er: Freundschaft sei ihm ganz wichtig. Da wolle er sich weiterentwickeln. Beziehung hieß für ihn wohl immer Intimbeziehung, was ich ja gar nicht meinte, sondern erst einmal Freundschaft. Das hat ihn entlastet, als ob ein Leistungsdruck wegfiele; ja, in Richtung Freundschaft wolle er sich entwickeln. Dabei hat er noch gar keine nahen Freunde, es ist eine diffuse Sehnsucht. Am vorigen Wochenende hat ihn eine Frau besucht, die er relativ wenig kennt, und da sagte er, es sei so gut gewesen, ein Wochenende zu wandern und zu reden. So was gibt es immer mal wieder, oft sind es auch problematische Beziehungen, aber das hat sich stückweise verbessert. Aber manche Beziehungen gingen auch zu Ende, weil er sich verändert hat, weil er nicht mehr nur »brav und still« war, sondern auch gefordert hat. Was den Beruf angeht, so hat er beschrieben, wie er die Blockade erlebt, und auf eine andere Art den Zwang, ganz viel tun zu müssen und darauf steigt er immer wieder ein, was er Tolles, Herausragendes leisten müsste. Und da versuche ich, auf seine Gefühle zu kommen, und frage: Was bräuchtest du denn an dieser Stelle? Was wäre dir am liebsten? Und mühsam konnte er dann sagen »Zuwendung«, und dann habe ich weitergefragt, wie das aussehen könne, ganz konkret, und unter großen Mühen sagte er: »Die Hand auf den Brustkorb legen.«

S.: Hat er das ganz von sich aus gesagt?

T.: Ja, wir waren zwei Sitzungen früher an einem ähnlichen Thema, da hatte er ganz lebendige Hand- und Armbewegungen, und dann kam heraus, dass das die muntere Oberfläche war, und drunter spürte er Erstarrung. Und da meinte er, er sehne sich danach, am Bauch gehalten zu werden. Er hat sich hingelegt, ich habe ihm Zeit gelassen, legte die Hand auf, und da sprach er plötzlich vom Kontakt zu seinen Eltern: Er hatte nie das Gefühl erlebt, in seinem Innern von ihnen erreicht worden zu sein, hat sich eher blockiert erlebt und große Anstrengungen gemacht, sie zu erreichen. Also die gleichen Begriffe wie im Beruf. Und am Ende der Stunde strahlte er, das habe so viel innere Bewegung ausgelöst. Wenn wir so etwas machen, ist er sehr berührt, aber beim nächsten Mal scheint es wieder weg und er spricht wieder nur von seinem Beruf. Es fällt mir schwer, mit diesem Spannungsfeld klarzukommen; das Berufliche spiegelt sich sofort wider im Persönlichen, und umgekehrt.

S.: Ich sage mal spontan, und ohne noch Genaueres zu sehen – er kommt ja regelmäßig seit drei Jahren, das ist beachtlich –, es sieht so aus, dass er das eine mit dem anderen je nach Bedarf überdeckt. Den Beruf muss er ja selbst finden, aber es quält ihn und er hat in sich keinen Boden. Wenn also die Beziehung zu seinen Eltern geklärt wäre, fiele ihm das andere leichter. Insofern würde ich die knappe Zeit – eine Wochenstunde – vorwiegend auf die Elternbeziehung verwenden. Und dass er bei ihnen Kraft und Beruhigung tanken kann. Hat er schon bei Ihnen zu seinen Eltern gesprochen?

T.: Ja, immer wieder. Da gibt es sehr intensive, sehr emotionale Passagen, und dann ist es wieder wie weg. Soll ich denn forcieren, es immer wieder ansprechen, ihn abhalten davon, immer wieder auf die andere Ebene zu rutschen?

S.: Wo und wie geht er weg aus dem Kontakt, wenn er zu den Eltern spricht? Manchmal mitten im Gefühl, sagen Sie. Spüren Sie, vor welchen Themen er weggleitet?

T.: Nein, das kann ich nicht genau sagen. Wenn es ganz persönlich wird. Etwa wenn die frühere Homosexualität dran wäre und es ihm zu sagen. Dann ist in der nächsten Stunde der Beruf ganz drängend da. Dass es wieder eine schwierige Situation mit dem Chef gab, mit dem er überhaupt nicht klarkommt.

S.: Aber der will ihn doch behalten!

T.: Das weiß ich nicht. Der will nur Aktivität, Leistung. Höchstens mal Fußballspielen mit dem Team. Es gibt zwar eine väterliche Funktion, aber nicht wirklich Beziehung. Die Leistung kriegt der Chef wohl gar nicht mit. (Es wird deutlich, dass es zum Chef eine hochambivalente, ursprünglich hoffnungsvolle, jetzt enttäuschte Beziehung gibt.)

S.: Ist es ein so großer Laden?

T.: Der Chef platzt wohl unangemeldet dauernd in sein Zimmer und will dies und das, fordernd, aber beziehungslos. (Es scheint auf der Hand zu liegen, dass es sich um eine sehr unglückliche Vatersehnsucht handelt, die vonseiten des Chefs übergriffig geführt wird wie bei der Mutter.) Der Patient war einige Tage in einer anderen Abteilung in einer anderen Stadt und schwärmte mir von dem ganz anderen Betriebsklima vor. In seinem Institut ist alles geprägt von dem aktionistischen, ehrgeizigen Chef, wo Beziehung kaum möglich ist.

S.: Bewegt sich denn etwas auf der Berufsebene oder dreht er sich nur im Kreis?

K.: Es bewegt sich wenig. Er lässt nicht mehr alles mit sich machen. Aber er wurde wieder schwächer, seit er wegen der Sicherheit die drei Jahre Verlängerung akzeptiert hat.

S.: Die Chancen schwinden ja mit 40 bei Chemikern. Aber die drei Jahre Sicherheit sind vielleicht gut, damit er tiefer in die Therapie einsteigen kann. Wo sehen Sie denn Fenster, wo es weiter gehen könnte?

T.: Beruflich … A. (lacht): Nein, nicht so! (gemeint ist: die spontane Identifikation des Therapeuten mit den ständigen Berufssorgen des Patienten), ja, dass ich viel mehr auf Kontakt, Gefühle, Beziehungen das Patienten eingehe. Dass wir das Elternthema mehr bearbeiten. Da gab es auch immer wieder Erfolge. Früher hat er nur gearbeitet, ging müde nach Hause, kein Privatleben. Nach eineinhalb Jahren hat er sich mal an eine Zeitung gewandt, er versteht viel von Musik und schreibt jetzt kleine Kommentare. Aber das brauchte ein halbes Jahr Vorarbeit, bis so etwas geht, bis er eine Bewerbung schreibt.

S.: Wenn man ihn fragen würde: Wer bist du eigentlich? Da käme man auf seine Identitätsdiffusion: Er macht seinen Job, hat dort keine Beziehungen, ganz unkonturiert kommt er mir vor. Wer bin ich? Kriege ich das durch Abgrenzung heraus? Da scheint mir noch viel zu tun mit den Eltern, ihrem Zugriff. Was gibt es neben der väterlichen Leistungsforderung?

T.: Die eindringende Mutter.

S.: Nein, vom Vater? Gab es körperlichen Kontakt? Gibt es offen gezeigte Zuneigung?

T.: So gut wie nicht.

S.: Dann hatte er den Vater so gut wie gar nicht als liebevoll zugewandte Person? Und die Mutter überschwemmt ihn durch Eindringen. Und wenn man ihn fragen würde, was er sich von den Eltern wünscht und was er nicht möchte? Er hat den Eltern wohl nie sagen können, wer er ist, oder es von ihnen anerkennend gehört. Die Mutter scheint ihn wie einen Selbstanteil erlebt zu haben.

T.: Vor allem hat sie ihn überschüttet mit ihrer eigenen Not mit ihrem Ehemann. Als er anfing mit der Therapie, hatte die Mutter noch seine Konten in ihrer Hand. Da haben wir die Abgrenzung geschafft, auch in einigen anderen Dingen.

S.: Das ist wichtig. Jetzt geht es noch um die seelische Abgrenzung. Ich würde mit dem Patienten da arbeiten, wo das so diffus ist mit Vater und Mutter, dass ich sie immer wieder aufgestellt hätte, oder dauernd, als Symbole im Raum, wo er sich immer beziehen kann oder muss: auch ganz räumlich: Wie stehen die Eltern im Raum, zueinander, zu ihm, ist der Abstand richtig? Mit Stühlen? Die ganzen Fragen, mit denen auch Suitbert Hellinger oder andere arbeiten. Zum Patienten gefragt:»Was ist das für ein Gefühl, wenn Sie die beiden sehen?

Wie setzen Sie sich dazu?« Er sollte mitbeteiligt werden bei dieser Arbeit der Erforschung der Beziehungen. Ist er ein Einzelkind?

T.: Nein, das ist auch eine wichtige Thematik: Es waren drei Kinder. Seine ältere Schwester ist kurz nach der Geburt gestorben. Sein jüngerer Bruder ist drogenabhängig und lebt noch bei den Eltern.

S.: Also, die Geschwister müssten wir dazunehmen. Hat er einmal zu den beiden geredet?

T.: Ein, zwei Mal, aber es war ihm ganz fern. Einmal wurde in seiner nahen Umgebung eine Frau schwer krebskrank, und da dachte, hoffte ich, da ist das Thema Tod im Raum; aber er hat es weggeschoben und keinen Kontakt mehr zu ihr gehalten. Das spielt ja sicher in die Eltern-Kind-Beziehung mit hinein, aber es ist ganz schwer zugänglich.

S.: Ich glaube, die Aufstellung hilft beim Zugänglich-Werden. Was meinen Sie, wie die Eltern zu diesem toten Kind gestanden haben? Ist da noch Trauer? Wurde es dem Patienten aufgeladen als dem Nachgeborenen? Zum Patienten gefragt: »Sollten Sie die tote Schwester ersetzen? Kein Junge sein?« Er schwankt ja zwischen Hetero- und Homosexualität und kann sich nicht entscheiden.

K.: Den Zusammenhang hab ich noch gar nicht gesehen, aber es stimmt natürlich.

S.: »Und was hat Ihrem jüngeren Bruder gefehlt, dass er drogenabhängig geworden ist?« Ich würde diese Familienkonstellation, wenn nicht immer, so doch immer wieder sichtbar präsent halten. Da drin wurzelt er doch noch stark.

T.: Inzwischen spüre ich in mir (lacht) den Reiz seiner Penetranz: Wenn er wiederkommt mit seinen beruflichen Schwierigkeiten, dass ich dann sage: »Und was sagen diese vier dazu?« Oder ist das zu penetrant?

S.: Nein, ich würde sogar bei mir denken: Seit drei Jahren redet er mit mir über seinen Beruf und findet doch keinen neuen und keine rechte Verlängerung des jetzigen, ich würde zu ihm sagen: »Wenn wir rauskriegen, wer Sie sind und wie Sie in Ihrer Identität oder Nichtidentität mit Ihrer Familie zusammenhängen, dann können wir auch das Berufsproblem lösen. Jetzt erlebe ich es so: Dieser Bereich ist das Jammerfeld für Sie, und da können Sie unendlich klagen über Ihren Chef und die Atmosphäre. Ich möchte es einfach mal stehen lassen, selbst wenn es Sie dauernd beschäftigt. Denn die Dauerbeschäftigung hat auch eine Funktion in Bezug auf Ihre Herkunftsfamilie.« Natürlich macht ihm das Sorgen, aber es hat eine Abwehrfunktion. Denn er weiß nicht, wer er ist, und wie soll er da seine berufliche Richtung finden?

T.: Ein anderer Punkt, der da sehr klar reinspielt, ist das Verhältnis zum Bruder: Er sollte der Erfolgreiche sein und der Bruder der Erfolglose. Und so ist es ja auch gekommen. Inzwischen will er gar nicht mehr der Tolle sein.

S.: Das haben Sie ja schon mit ihm geleistet, denken Sie an die Professorenbürde. Da hat er schon Wichtiges entdeckt über sich.

T.: Eine Lehrtätigkeit würde ihm guttun, das macht er gerne. Er kann als Assistent ein oder zwei Seminare machen, aber mehr geht nicht. Deswegen bestärke ich ihn, sich etwa an Fachhochschulen umzusehen oder eine Ausbildung als Wissenschaftsjournalist zu machen.

S.: Ich nehme an, Sie sind in der Rolle eines hilflosen Beraters. Ich würde meine Kompetenz dorthin wenden, wo sie ist: als Therapeut.

T.: Das ist klar, und es ist wichtig für ihn, das gespiegelt zu kriegen.

S.: Wir könnten noch einen kleinen Versuch machen: was Sie erleben, wenn Sie in seine Rolle gehen. Er hat das alles gehört. (Ich deute auf den gegenüberliegenden Sessel, auf dem wir ihn präsent machen, der Supervisand geht hinüber und setzt sich gegenüber seinem bisherigen Stuhl.) Sie brauchen gar nichts zu leisten, nur zu spüren, was vielleicht in ihm vorgeht. (Längere Pause)

T.: Recht schnell kommt bei mir Angst, mich diesen Gefühlen zu stellen (wirklich angstvoll gehaucht). Und das Bedürfnis, zu den anderen Themen zu kommen, an denen ich mich festhalten kann, um ein Stück Halt zu finden … wobei ich das jetzt an seinem Platz spüre, aber an seiner Stelle wäre es noch viel schwieriger.

S.: Dann würde ich auch irgendwann fragen: »Was an Ihren Gefühlen und Ihrer Familie könnte Ihnen Panik machen?« Es ist ja furchtbar: Die ältere Schwester stirbt als Kleinkind, und der Dritte lebt als Drogensüchtiger zu Hause. Es ist eine ziemlich furchtbare Familie. Da ruht viel Hoffnung auf ihm, und er weint, wenn auch selten. Er kommt aus einer angeschlagenen Familie, und wie geht die Familie damit um? Wie geht die Mutter damit um, dass ihr erstes Kind gestorben ist? Hängt die Erstarrung des Vaters damit zusammen?

Klammert die Mutter deshalb so? Gibt es Bilder von der Familie? Von der Kleinen? Wie geht die Mutter mit dem Drogensüchtigen um? Die sind ja vom Schicksal geschlagen. Sind sie christlich? Danach würde ich auch fragen.

T.: Ich weiß, dass beide Eltern Flüchtlinge sind.

S.: Dann haben sie außerdem die Heimat verloren. Da ist sehr viel Trauer angesagt in der Familie. Ich vermute, da ist ein Abgrund. Sind sie evangelisch, katholisch? Oft kamen Evangelische in katholische Gegenden und umgekehrt. Dann haben sie auch ihre angestammte kirchliche Gemeinde verloren.

T.: Er könnte sagen: »Mir fällt auf, dass ich mich da überhaupt nicht auskenne mit den Gefühlen, und niemand zeigt mir, wie ich damit umgehen könnte. Das ist meine Not.«

S.: Er darf ruhig auch mal Ihre Gefühle anzapfen. Sie sind ihm ja im Fühlen voraus. Sie könnten ihm sagen: »Wenn ich mir das vorstelle, dass in meiner Familie das erste Kind gestorben wäre, das würde mich und die ganze Familie belasten.

Kommentar

Über Heimatverlust gibt es inzwischen eine Menge Literatur. Man hat nicht davon gesprochen, doch, aber man hat nicht darüber gesprochen, was das Trauma war. Das Einzige, was sie tun konnten, war, auf Treck gehen, raus aus Wohnung, Haus, Besitz und Landschaft, das sind schon gravierende Dinge. Und es könnte sein, dass er nicht nur die Schwester zu ersetzen hatte, sondern auch die Kränkung dieser Verluste auszugleichen. (Vermutung) Es hätte auch nahegelegen, den Professor als emotional abweisende, fordernde Vaterfigur in die Szene einzubeziehen und von da auf den Vater und die Familie zu kommen. Das mag späteren Sitzungen überlassen bleiben. Es war für den Kollegen schwierig, das ganze Familiendrama in seiner Auswirkung auf den Patienten zu sehen, auf seine stützende, aber nicht authentische Rolle des Erfolgreichen, in der er sich quälte. Erst wenn ihm der Therapeut vorausgeht im Erfassen und Erleben des Abgrundes, kann er den Patienten begleiten, wenn er ihn anschaut. Die behandlungstechnische Frage ist die: Inwieweit darf man den Prozess steuern, die Abwehr mildern, die Deckthemen beiseite lassen? Aber das Wechselspiel zwischen Berufsthema und »Privatthema« ist lange genug betrieben worden. Es könnte im Pa-

tienten der Eindruck entstehen, dass der Therapeut Kompetenzmängel, Wissensmängel und sogar selbst Angst vor dem Abgrund hat, wenn er der Abwehr immer wieder folgt in die Rolle des Ratgebers. Es könnte durchaus auch sein, dass die emotionale Thematisierung des Professors den Weg in die Familie öffnet, indem sie ihn das Ausmaß seiner Entbehrung spüren lässt.

7.

Ein Fall von Ejaculatio praecox

Die erfahrene Familienberaterin stellt in der Gruppensupervision ein Paar mit Schwierigkeiten vor. Sie ist mit dem Thema Ejaculatio praecox zum ersten Mal konfrontiert, und das Ganze erscheint ihr leicht peinlich.

Beraterin (B.): Ich stelle ein Paar vor, das bis jetzt eine Stunde da war. Es kam eine Viertelstunde zu spät, sodass die Stunde noch mehr verkürzt wurde. Er ist 39 und sie 35. Sie ist Krankenschwester und er Informatiker. Er ist sehr groß und sehr schlank, ein Strich in der Landschaft, und sie ist weiblich rundlich, mir fällt es sehr auf, wie ausgeprägt männlich und weiblich dargestellt beide sind. Sie leben seit fünf Jahren zusammen und haben 1998 ein Kind bekommen. Sie drängte schon länger auf Beratung, sie wollte, aber er wollte nicht. Trotzdem hat der Mann die beiden angemeldet. Sie sprechen zuerst von ihrer großen Belastung, weil er ganztags berufstätig ist, jedenfalls vier Tage, und dass sie eben das kleine Kind haben. Er ist zudem öfter auswärts als Computerfachmann, er muss Firmen helfen, mit ihren Daten zurechtzukommen, zum Teil in anderen Städten. Sie arbeitet ja auch, sie haben die Großeltern (Eltern vom ihm) eingespannt, die auch hier leben. Das ist für sie nicht leicht: Wo bleibt ihre gemeinsame Zeit? Sie habe in ihrer Familie viele Nachteile erlebt, ist das fünfte Kind, jüngstes, die Brüder durften alle studieren, bei den Mädchen hieß es, die heiraten sowieso. Die beiden kommen aus einer ländlichen Gegend aus Südbaden; dort sei diese Rollenteilung zwischen Männern und Frauen noch sehr eingefahren. Die Mutter sei dominant gewesen, ungerecht und freigebig; den Vater beschreibt sie als herzensgut, mit dem habe man sprechen können. Ursprünglich sei sie Verkäuferin gewesen, erst spät wurde sie umgeschult auf Krankenschwester. Dann kommt ihr Problem: Der Partner habe vorzeitigen Erguss, und sie komme nicht zum Orgasmus. Sie wisse schon, wie das sei, habe Erfahrungen mit Männern, »ich habe da Vergleiche, mit meinem letzten Partner habe ich zwei Jahre zusammengelebt, da war der Sex enorm!« Der Mann sitzt da und wird immer blasser, ich frage, ob sie schon etwas getan haben, sie seien ja schon ein paar Jahre zusammen, ärztliche Beratung oder so? Sie, wie aus dem Rohr geschossen: »Da geht er nicht hin, das traut er sich nicht.« Da wird sie massiv, aber da war die Stunde zu Ende. (Gelächter in der Gruppe, vermutlich über dieses rasche und vorzeitige Ende.) So steht das jetzt da, ich war etwas ratlos und bringe die Geschichte, weil ich denke, ihr habt ganz tolle Ideen. Was ich vergessen habe: Es ist ein sehr sympathisches Paar. Ich würde ganz gerne mit ihnen arbeiten. Auf eine Frage aus der Gruppe, wer denn die Beziehung mit der »enormen« Sexualität beendet habe, sagt sie: Danach habe ich nicht gefragt. Aber ihr jetziger Mann hatte keine Erfahrungen, und doch hat sie diesen geheiratet. Von ihm sagt sie: »Er ist mir sehr sympathisch, er versteht mich gut, aber beim Sex hätte ich schon gerne mehr.« Er sei aber bei dem Thema ganz zurückhaltend. Er ist mit zwei Brüdern aufgewachsen und sagt selber: Er habe ganz wenig Erfahrung mit Frauen. (Gruppenfrage: War das immer so schwierig mit der Sexualität?) Ja, es geschieht auch nicht so oft. Mit dem verflossenen »wilden« Partner habe sie täglich Verkehr gehabt; aber es habe ihr gefallen, dass ihr Mann nicht so ein Draufgänger war.

Supervisor (S.): Also, vorher gab es ganz viel Sex, und der jetzige Partner ist zu zurückhaltend.

B.: Ja, aber gerade seine Zurückhaltung habe sie zunächst fasziniert. Schließlich fügte sie hinzu: Manchmal habe ich schon einen Orgasmus, wenn er sich weiterhin bemüht, auch wenn sein Erguss schon passiert ist. (Gruppe: Vielleicht ist ihr seine zurückhaltende Art im Ganzen inzwischen zu wenig, zu wenig herzhaft, zupackend? Heiterkeit in der Gruppe.)

B.: Ich muss sie dann schon etwas ermutigt haben, sodass sie sagte: Wenn ich in Erregung bin, dann merkt er es und macht einfach weiter. Er manipuliert dann eben.« Und so haben sie gelegentlich einen Weg gefunden. Aber damit ist sie nicht zufrieden, er auch nicht. Und er hat jetzt mehr Angst als früher, und das ist ja gerade hinderlich. Ein männlicher Teilnehmer: Ich würde mit dem gern mal über Sex reden: »Habt ihr überhaupt eine Sprache für das alles, wie geht es euch, wenn ihr darüber sprecht, ist es ganz schrecklich oder schlimm, dass ihr das nicht könnt?« Es klingt sehr machohaft und forsch, als ob da überhaupt erst mal richtig zugepackt werden müsste.)

S.: Mir scheint, zwischen den beiden gibt es eine unbekannte, untergründige, engere Verbindung. Ein so gebundener Mann ohne jede Erfahrung bis zum Alter von über 30 denkt oft unbewusst, »dass ich der Mutter mit einer anderen Frau untreu werde«. Noch bevor er die Frau befriedigt, liefert er den Samen ab und gibt die kurze Erregung unbewusst bei der Mutter ab. Wir wollen das mal szenisch anschauen, wir nehmen das Paar und die Mutter, und wir beobachten, was sich zwischen denen abspielt. Wir wissen noch wenig, da ist erst einmal eine Grundannahme über die Mutterbindung. Er hat keusch gelebt. (Die Gruppe wählt die drei Personen aus, der Zufall scheint es so zu wollen, dass die Leiterin der Beratungsstelle in die Mutterrolle geht, eine hübsche Psychologin spielt die Frau und ein jüngerer Kollege den Mann; ihm gelingt es, ein unschuldig-nichtssagendes Gesicht zu machen, als sei er gar nicht beteiligt. Ich stelle die Stühle in Form eines gleichschenkligen Dreiecks auf.) Das Paar rückt spontan etwas näher zusammen, wobei der Mann darauf sieht, dass er sich nicht von der Mutter entfernt. Darauf Schweigen.

S.: (etwas gravitätisch) Wir sprechen jetzt über Sexualität (als ob es eine Drohung wäre, die Spannung löst sich in Gelächter, als ich sage: Die Sitzordnung spricht Bände).

Frau: (von der Mutter abgewandt) *Da möchte ich gar nicht hinsehen! Am liebsten würde ich den Mann wegpacken.*

S. fragt: Wie sieht es mit Geschwistern aus?

B.: Er ist der Älteste. Die Eltern haben praktisch sein Kind für sich, täglich ein paar Stunden in deren Wohnung, wofür er sehr dankbar ist.

Frau: *Ich würde meinen Mann am liebsten wegtragen. Und wie du da so sitzt, das passt mir überhaupt nicht.*

Mann: *Aber wir brauchen doch die Mama, es geht doch nicht ohne die.*

Frau: *Ich will es aber nicht.*

Mann: (rückt etwas mit dem Stuhl in ihre Richtung und sagt): *Ich kann doch nicht fortgehen von hier!*

Frau: *Doch, Männer können das. Ich möchte hören, dass du mich willst, dass du mich liebst, dass du verheiratet bist mit mir.*

Mutter (zeigt Zeichen von Unmut, jemand aus der Gruppe sagt: »Das will sie nicht!« Gelächter)

Mann: *Formal ginge das schon, aber es wäre ein Wunder. Außerdem: Ich sehe die Mutter mehr als dich.*

Frau: *Ich finde es schade, dass er es nicht kann.*

S. (an den Mann gerichtet): *Wie war es denn mit dem Thema Sexualität zu Hause?*

Mann (nach längerem, vergrübelt wirkendem Schweigen): *Wir waren drei Brüder ...*

(Er blickt auf die Mutter als kontrollierende Instanz.)

S.: *War es kein Thema? ... Versuchen Sie mal, zur Mutter zu sagen: Mit fünfzehn habe ich angefangen zu onanieren.*

(Mutter explodiert in Gelächter)

Zum Mann: Wann haben Sie angefangen mit onanieren?

(Gelächter der Frauen)

Mann: *Spät.*

(weiteres spontanes Gelächter der Frauen, eine Spur mänadenhaft weiblich, vermutlich als Kommentar zu der verlegenen, schüchternen, verschämten Aussage)

Mann (zur Mutter): *Das hast du dir doch bestimmt gedacht!*

Mutter: *Nein, bei dir nicht*

(leicht verächtlich, aber auch die Unschuld anerkennend).

S.: Mir scheint, die Frau hat ihn erkoren als den reinen Tor.

Frau: *Ja, der hat nicht groß nach Mädchen geschaut, die Regeln nicht infrage gestellt.*

Mann: *Aber jetzt ist es anders. Soll ich es dir deutlicher zeigen?*

(er meint wohl: sie kräftig zu drücken, sie denkt an das Unglück im Bett)

Frau: *Ja, ja, aber das dauert doch nicht lange.*

Mann (schaut zur Frau und Mutter, hin und her): *Es zerreißt mich schon. Das ist wie ein Gummiband zur Mutter. Eigentlich würde ich schon gern weggehen*

(S. bittet ihn, bei dieser Aussage zur Mutter zu schauen.)

Mann: *Jetzt komme ich mir aber blöd vor.*

(langes Gelächter von allen, besonders von der Mutter, deren Lachen siegesgewiss klingt über seine Trennungsfantasien von ihr)

Aber es zerreißt mich schon. Doch wenn das ginge, wäre ich schon dabei.

S.: *Nehmen Sie mal ein imaginäres Gummiband ....*

Mann: *Jetzt komm ich mir wieder blöd vor.*

(Die Gruppe lacht schallend über die gestischen und mimischen Vorgänge zwischen ihm und der Mutter.)

Frau: *Ich kann das nicht ernst nehmen.*

S.: *Weil das zu gespielt erschien?*

Frau: Ja.

Mann: *Ich würde mich vielleicht zu ihr stellen, den Arm um sie legen.*

S.: *Probieren Sie es einmal.*

B: *Ich glaube doch, der würde abhauen, ab durch die Mitte.*

(In dem Dreieck Mann, Mutter und Frau herrscht eine starke Spannung. Das Überlegenheitsgefühl der Mutter über ihren Sohn und seine Frau ist evident, der Mann ist angespannt zwischen Mutter und Frau.)

Frau (zur Mutter): *Wenn du ihn mal früher gekannt hättest, ich glaube, du hättest ihn auch nicht ernst genommen als Mann. Wenn ein Mann, den du gekannt hättest, männlich war, und er dir aber nicht genügte als Mann, ... es gehört ja auch der Vater dazu ... das Vorbild ...*

S.: Wenn aber die Mutter nun die stärkere ist, dann war der Vater schwach oder innerlich abwesend, der Mann konnte sich dann nicht identifizieren mit einem starken väterlichen Mann, der die Mutter sichtbar erotisch besitzt ... dann kommt es leicht zu einem Bündnis gegen den Vater. Oder ich darf mich nicht von der Mutter trennen, sonst geht es ihr schlecht.

Gruppe: Die Mutter müsste ihm eine gleichwertige Partnerin gönnen, und er müsste stolz zu ihr sagen können: Schau mal, ich habe meine Partnerin gefunden.

Mutter (geringschätzig): *In seiner Rolle fand ich vieles lächerlich, was er gemacht hat.*

S.: *Sie nimmt ihren Sohn nicht für voll. Machen Sie es noch einmal ...*

(Arm um die Frau, dann plötzlich senkt er kniend den Kopf in den Schoß.)

Sagen Sie ihr: »Das ist nicht lächerlich, ich bin nahe am Schoß.« Schauen Sie rüber ...

(Gruppe lacht, weil er aussieht wie ein unsicherer kleiner Junge.)

Sagen Sie es ihr selbst.

Mann: *Ich bin nahe am Schoß ... ich komme mir vor wie jemand, der Theater spielt, wie auf der Bühne, vor dieser Mutter.*

Frau (bejaht heftig): Ja, ja! So ist es.

S.: Die Frage ist: Wie kann dieser Mann die Beziehung zu seiner Mutter mildern?

Mann: *Ich brauche doch eine Privatsphäre, ich kriege dann schon Kontakt zu dir (Frau).*

Frau: *Ich nehme dich auch nicht ernst bei dem, was du da veranstaltest, das Mutter-Theater bringt es doch nicht. Du musst etwas tun. Aber lange warte ich nicht mehr.*

Gruppe: Wie wäre es, wenn sie in eine andere Stadt ziehen würden?

S.: Das könnte schon mal helfen, aber das Kind will versorgt sein. Der Enkel ist ein Geschenk an die Großmutter, die geht ja täglich hin.

Mutter: *Im Grunde fühle ich mich sehr sicher. Ich habe keine Ängste, dass sich da was ändert.*

Frau: *Er könnte ja mal weggehen und dann wiederkommen. Aber er will ja nicht gehen.*

S.: Das wären Haurucklösungen. Aber wie lässt sich das allmählich lösen? Man könnte es in einer Therapie mit Ritualen machen, eine Scheidung von der Mutter, um schon mal einen Anstoß zu geben. Man könnte immer wieder die Beziehung zur Mutter thematisieren: »Sie brauchen sie sehr für das Kind, wohl auch für sich, aber vielleicht ist das auch zu eng, selbst wenn alles sehr praktisch aussieht.«

Frau: Dass es endlich einmal Thema wird! Dass er freikommt!

B.: Sie hat die Beziehung zur Schwiegermutter nicht gern. Das hat sie angedeutet.

Frau: (zum Mann gesprochen) *Ich habe das Gefühl, ich könnte dir die Art deiner Bindung an sie beibringen. Aber dann fühlst du dich gleich schuldig. Also lässt du mich nicht.*

Gruppe: Wie könnte man ihm mehr väterliche Unterstützung angedeihen lassen? Der Kerl ist ja ganz verlassen. (Ein Gruppenmitglied hält die angespannte Szene in Ruhe nicht mehr aus, steht auf und stellt sich zwischen Mutter und Sohn, mit dem Gesicht zur Mutter, mit dem Rücken zur Frau, nimmt also eine Vaterposition ein.)

Mutter (kommentierend): *Das bringt der doch nicht fertig. Hat der Sohn schon gar nicht die Möglichkeit (dieser Konfrontation), dann soll er doch einen Stuhl dazwischenstellen.*

Vater: Ja ändert das jetzt etwas, wenn da jemand steht? (ungeduldig nach seiner Wirkung fragend)

Mutter: Wenn er mir so gegenübersteht schon.

Vater (zum Paar): *Und ändert das was für euch?*

Frau (erleichtert): *Ja, die Mutter guckt nicht mehr dauernd her.*
(Unverständliches Durcheinanderreden, alle beschäftigen sich mit der atmosphärischen Veränderung durch das Dazwischentreten des Vaters, die Mutter ist nicht mehr so stark fixiert auf den Sohn.)

Frau (zum Mann gewandt): *Ich kann ihn jetzt auch besser anschauen. Wenn das Männliche noch hinzukommt.*

Gruppe: Gibt es denn keinen Vater mehr bei dem, gibt es nur noch die Mutter? Es kann doch sein, dass es einen Vater gibt.

S.: Aber nicht einen, der dem Jungen geholfen hätte.

Frau: *Ich habe auch keinerlei Gefühl, ob es einen gegeben hätte. Entweder es gibt ihn nicht, oder er ist sehr schwach.*

Mann: Oder der Sohn war der bessere, der bevorzugte Mann.

Frau: Ja, der hat nur keinen Trauschein. (Gelächter)

S.: Mir scheint, er bräuchte zusätzlich zu der Paarberatung einen männlichen Therapeuten.

B.: Ja, schon, weil er ein Mann ist. (Es klingt fast so, als wolle sie die beiden abgeben, die Gruppe lacht, weil sie das Manöver spürt.)

S.: Ich meinte nicht, Sie sollten Ihre Paartherapie abbrechen, ich glaube, er bräuchte zusätzlich einen männlichen Therapeuten, starke Frauen hat er genug. Aber Sie können das Problem thematisieren, ihn über sich und die beiderseitigen eingefahrenen Übertragungen aufklären.

B.: Er hat so was Schlaksiges, Amotorisches, Starres in seiner Größe, im Körper. Manchmal denke ich: »Ich möchte dich schütteln, dass du endlich aufwachst.« Und gleichzeitig weiß ich, dass es so nicht geht. Und wenn der Vater hinter ihm stünde, der soll ihn ja auch nicht schütteln, sondern beschützen und stärken. Ohne die Therapie würde er einknicken bei der starken Frau.

Frau: Der sollte einen männlichen Sport machen.

B.: Der ist so unsportlich!

S.: Zum Schluss: Ejaculatio praecox, oft eine überstarke Mutterbindung, unterirdisch; und das Kind als Morgengabe an die Mutter.

Gruppe: Es könnte aber kränkend für ihn sein, dass er sozusagen zum Indexpatienten gemacht wird, als hätte nur er es nötig. Auch wenn man sagt: »Ein richtiger Mann kann das, von der Mutter abrücken. Du bist also kein richtiger Mann«, als sei er kastriert.

Frau: Es ist aber mit enthalten: du könntest einer sein oder einer werden.

S.: Ich habe auch mehr die Enttäuschung der Frau gehört, nicht die Rachsucht.

Mann: *Wenn ich den männlichen Therapeuten vor mir sehe, das gibt schon mehr Ruhe in mir, denn ohne das fühle ich mich schon sehr zerrissen.* (Er scheint die Vaterfigur jetzt zum männlichen Therapeuten zu machen.) *Ich möchte dahin, das spüre ich schon.*

B.: Meine Frage ist noch: Sollte er in ärztliche Beratung gehen? Sind es nur Komplexe?

S.: Es gibt sicher manchmal physiologische Aspekte, da müsste er zum Andrologen. Aber er hat ja anfangs eine Erektion, wenn auch nur für eine kurze Zeit.

B.: Er ist ja jetzt 39, also zwanzig Jahre hat er keusch gelebt. Ich danke euch, das war erhellend.

Kommentar

In dem letzten Einwand der Gruppe, Indexpatient, klingt sicher etwas Wichtiges an: es wäre denkbar, es bei der Paartherapie zu belassen. Aber in der Institution, in der die Beraterin arbeitet, werden meist nur 14-tägige Termine angeboten, und auch das nur für eine begrenzte Zeit. Außerdem fühlt sich die Beraterin nicht sehr sicher in diesem Bereich der Störung. Und sie ist eine mütterlich-mächtige Frau, sodass unklar bliebe, woher der Patient ein Stück Väterlichkeit holen könnte. Die Veränderung von Atmosphäre und Beziehungen durch den Auftritt des Vaters/Therapeuten spricht ebenfalls dafür, dass eine individuelle Therapie, bei Begleitung durch die Paarberatung, den beiden helfen würde. Aber von einer absolut eindeutigen Indikation kann man sicher noch nicht sprechen.

Es ist in jeder Supervision immer wieder die Frage, wie und in welchem Maß das Ergebnis einer Beratung wirklich den Patienten trifft und ihn erreicht. Nicht nur kommt es darauf an, wie viel der Supervisand aufnimmt, sondern auch, wie viel er an den Patienten oder in die Beziehung weitergeben kann. Im vorliegenden Fall scheint das Ergebnis der Inszenierung besonders schlüssig, weil durch das Erleben der Mitspieler, ihre szenischen und gestischen und sprachlichen Veränderungen in ihren Bezügen auf-

einander eine Stimmigkeit erzielt scheint, die so stark wirkt, dass sie immer wieder von zustimmendem Gelächter bestätigt wird. Und doch gilt es, behutsam zu sein: Entwickelt das Spiel nicht durch die Eigenschaften und Temperamente der Mitspieler eine Eigendynamik, die auch vom Patienten wegführen kann. Nach meiner Erfahrung wurde bis jetzt kein Patient in grober Weise verfehlt, auch wenn nicht alle Aspekte seiner Persönlichkeit und seines spezifischen Bedarfs an Therapie aufgezeigt werden konnten. Aber längst nicht von allen Supervisanden habe ich eine ausführliche Rückmeldung erhalten. Es hängt viel von der Kompetenz des Therapeuten ab, wie viel er oder sie herausfiltert an Brauchbarem, vor allem aber: Wie dosiert und zeitlich verteilt er den massiven punktuellen Eindruck als wirksames Wissen weitergeben kann, im besten Fall in Form von Probedeutungen, auf die der Patient zunächst einmal reagieren kann. Die Supervision vermittelt Wissen und affektives Verstehen für den Hinterkopf, dient nicht als fertige Lösung für die nächstfolgenden Therapiestunden.

8.

Eine Migrationsdepression

Einzelsupervision mit einer Ärztin mit tiefenpsychologischer Praxis. Diese Supervision ist insofern Schwerarbeit, als die Patientin der Therapeutin sehr ans Herz gewachsen ist, sie aber zweifelt, ob sie ihr genug Halt und Struktur geben kann. Es ist nicht ganz leicht, den vermuteten Migrationsschaden klar herauszuarbeiten.

Therapeut (T.): Es geht um eine 38-jährige Patientin, die war zum ersten Mal vor einem halben Jahr da, damals war sie schon über ein Jahr arbeitsunfähig; im Zuge einer Reha-Maßnahme war sie in einer psychotherapeutischen Klinik wegen Angstzuständen; sie konnte lange Zeit das Haus nicht mehr verlassen, hatte auch ganz viele körperliche Symptome. Sie kommt aus Serbien und hat ihre Kindheit und Jugend bis zum 15. Lebensjahr dort verbracht bei einer »schrecklichen Großmutter«, für die sie immer ganz viel arbeiten musste. Sie kam dann mit 15 nach Deutschland – die Eltern waren viel früher hierhergekommen. Ihr Kommentar zur Mutter: Sie könne nicht verstehen, wie sie die Kinder allein lassen konnte. Eine acht Jahre jüngere Schwester ist in Deutschland geboren; dann gab es noch eine zwei Jahre jüngere Schwester; als die Patientin 17 oder 18 Jahre alt war, hat sie sich suizidiert, als die Eltern im Urlaub waren – sie ist von einer Brücke gesprungen –, die Mädchen waren allein zu Hause geblieben. (Es fällt auf, dass die Therapeutin im Folgenden diesen Selbstmord der Schwester wie beiläufig übergeht.) Die Patientin hatte eine Ausbildung als Hotelfachfrau angefangen, ist dort ganz gut vorangekommen, hat immer gearbeitet.

Supervisor (S.): Hat sie bei der Großmutter schon Deutsch gelernt oder kam sie ganz ohne Sprachkenntnisse?

T.: Das ist eine gute Frage, die kann ich nicht beantworten. Aber sie spricht heute perfekt Deutsch. (Erstaunt): Aber die Frage ist mir nie gekommen. Sie war dann in mehreren Hotels hier in der Region beschäftigt. Dann war sie zehn Jahre in einem Warenhaus tätig im Restaurationsbereich. Anfangs war das gut, dann habe sich etwas verändert, sie kann es nicht genau sagen. Vielleicht fühlte sie sich gemobbt.

Zur Lebensgeschichte ist noch nachzutragen, dass sie mit Anfang 30 in Serbien Hals über Kopf geheiratet hat, um dann festzustellen, dass das alles nichts ist, es war wohl in einem Urlaub, der Mann wollte sie dort behalten auf einem Bauernhof, aber sie sagte: Ich lebe in Deutschland und will dort bleiben. Dann eine rasche Scheidung. Hier gab es dann mit Vorgesetzten Schwierigkeiten – allgemein sei sie gut mit männlichen Kollegen ausgekommen, aber einer habe komisch auf ihre Heirat reagiert und sie plötzlich links liegen lassen. Dann hatte sie drei Jahre lang einen Freund, der ist jetzt 25, ein Russlanddeutscher. Er hat sich von ihr getrennt vor zwei Jahren, aber er war noch bei ihr, als sie krank geworden ist. Dieses Erkranken kann sie mit Datum und Uhrzeit genau beschreiben: Sie geht in der Nähe meiner Stadt spazieren, sitzt auf einer Bank, und da kommt ein Polizist daher und spricht sie an; sie gerät in totale Panik und weiß nicht mehr, wie sie nach Hause kommen soll, schafft es mit einem Taxi, und von da an ist alles anders; sie kann überhaupt nichts mehr auf die Reihe kriegen. Sie beschreibt die Symptome so: Es fängt immer über die Beine an, und wenn sie anfängt zu erzählen, sagt sie: »Au, jetzt kommt es wieder! Jetzt hab ich es wieder! Jetzt kann ich gar nicht mehr denken. Oh je, was ist mit meinem Kopf los?« Und dann geht es von hier nach dort; sie kann dann ganz schlecht den Faden halten. In der Beziehung zu diesem Russlanddeutschen hat sich irgendwann herausgestellt: Der musste manchmal 20–30 Mal mit ihr telefonieren; jetzt hat er sich von seiner letzten Freundin auch wieder getrennt. Die Patientin und er sehen sich erneut und telefonieren, sie weiß nicht, was das soll, mal ja, mal nein. Bevor sie zu mir kam, war sie bei einer sogenannten Geistheilerin, von der sie auch immer wieder erzählt; die hat ihr beigebracht, wie sie böse Gedanken verscheuchen könne. Und bei diesem Gedankenverscheuchen kam es zu einer Episode – jetzt verstehe ich besser, warum es so schwierig ist, mit ihr in Kontakt zu kommen –, als sie zweieinhalb war, sei in ihrem Dorf etwas sehr Merkwürdiges passiert: Da war eine Frau, der man den bösen Blick zuschrieb; die sei an dem Kinderwagen vorbeigegangen und habe ihr über den Kopf gestrichen, und in dem Moment sei der Kopf verkehrt herum auf dem Hals gesessen und sie hätte ihn nicht mehr umdrehen können. Dann habe es mit dem Pfarrer, der ein »allgewaltiger Mensch« war, ein Ritual in der Kirche gegeben, und daraufhin sei das wieder verschwunden. »Ich weiß ja, Sie glauben mir das alles nicht«, sagt sie, und solche magischen Vorstellungen tauchen immer wieder auf. Sie erzählt auch von einer Art Rückführung bei dieser Geistheilerin, und bei mir ist sie immer so verwirrt, sie seufzt tief, wenn sie hereinkommt, und fällt fast auf die Couch, wo sie sich hinsetzt.

S.: Wann sind die Eltern aus Serbien verschwunden?

T.: Als sie ganz klein war. Vielleicht drei Jahre.

S.: Ja, was heißt das: ganz klein, ist das offen?

T.: Das kann ich nicht sagen. Aber als die Geschichte mit dem falsch aufgesetzten Kopf geschah, waren die Eltern noch da.

S.: Das ist wichtig für die Frage, wie weit die Bindung an die Eltern ausgebildet war.

Teilnehmerin D.: Die Geschichte mit dem Polizisten kommt mir ähnlich verrückt vor.

Teilnehmerin B.: Wenn bei mir ein Polizist vorbeikommt, schaue ich auch sofort, ob ich alles richtig mache.

S.: Es scheint eine überzogene Reaktion von ihr, trotzdem kann man bei dem Polizisten eine grobe Nachfrage vermuten, etwa: »Was machen Sie denn hier!« Oder so was. Vielleicht hat sie auch auf die Uniform reagiert. Ich überlegte auch, ob es etwas mit dem Tod der Schwester und der Nachricht zu tun hatte. Wie sie die erhalten hat, konnte sie dir nicht sagen?

B: Sie war 18 und die ältere, sie musste ja auf die kleine Schwester aufpassen. (Mir fällt auf, dass weder ich noch die Gruppe darauf kamen, dass ja die Polizei Vernehmungen vornimmt bei einem Selbstmordfall. Und sie war dann allein mit den Polizisten, die sie vernahmen oder verhörten.)

T.: Die Beine werden ihr dann taub oder ganz schwach, sie meint dann, sie könne nicht auf den Beinen stehen.

S.: Was macht sie mit dir emotional? Du sitzt ihr gegenüber, was hast du für Fantasien, was sie bräuchte?

T.: Ich fühle mich manchmal zurückgestoßen und habe Mühe, mit ihr in Kontakt zu kommen; ich bin dann übertrieben streng, sie beim Thema zu halten oder sie zu drängen, einen Gedanken wirklich zu verfolgen: Und wenn sie dann von der Ursula, der Geistheilerin, er-zählt, dann denke ich: Was ist denn jetzt meine Rolle? Ich bin keine Heilpraktikerin mit Esoterik-Weiterbildung, was soll ich jetzt denn machen?

S.: Wir schauen mal, was uns zur Diagnostik einfällt. Mit zweieinhalb bis drei: abrupter Verlust der Eltern; dann lebt sie bei einer Oma, die sie hart arbeiten lässt, natürlich nicht gleich … vielleicht kannst du noch rauskriegen, wie alt sie war, als die Eltern gingen, jedenfalls wirft sie ihnen das vor, das heißt, sie weiß, dass da etwas Schlimmes passiert ist.

T.: Ja, sie wirft es vor allem der Mutter vor, dem Vater nicht so sehr …

B: Wie alt war die Schwester?

T.: Zwei Jahre jünger, also 16 beim Umzug nach Deutschland.

S.: Mir scheint, die Patientin hat einen mehrfachen Migrationsschaden: Verlust der Eltern; dann ist sie mit 15 hierhergekommen, in ein frem-des Land. Wir wissen noch nicht, wie es mit ihrer Sprache stand; die Sprache könnte ja ein Stück Kontinuität geben, bis zu unserer Ver-mutung: es war vielleicht eine deutsche Großmutter. Oder war sie abrupt in eine fremde Sprache versetzt? Auf jeden Fall scheint dann eine hochgradige Leistungsorientierung eingesetzt zu haben: Sie lernt perfekt Deutsch, darin steckt auch eine Distanzierung … viel-leicht eine Um-Identifizierung.

T.: Sie hat auch immer gearbeitet, zuerst an verschiedenen Stellen, dann zehn Jahre in der Gastronomie des Warenhauses.

S.: Mir scheint, sie ist psychisch überanstrengt, dazu ein oder zwei Trau-mata. Die Schwester suizidiert sich, sie hat die Eltern verloren als Kind, die sind vielleicht einmal im Jahr auf Urlaub gekommen, ha-ben eine Art Minimalbindung aufrechterhalten. Man kann nur stau-nen, dass sie sie nicht früher nachgeholt haben, da stimmt etwas nicht, dass man Kinder so lange fern von sich der Oma überlässt. Sie waren wohl ehrgeizig, was Geldverdienen angeht, … oder Existenz-gründung oder beengte Wohnung oder auch Entfremdung von den Kindern.

T.: Die hatten ja mit der jetzt achtjährigen, in Deutschland geborenen Tochter ein Kind bei sich!

S.: Meistens lernt die erste Generation, die als Erwachsene immigriert, die neue Sprache schlecht. Da liegt also eine Abgrenzung vor beim

Deutsch-Lernen. Die Eltern wollen sich nicht total anpassen, die Kinder oft schon. (An dieser Stelle fällt auf, dass wir über den Suizid der jüngeren Schwester zunächst wie über etwas Beiläufiges hinweggehen. Die Patientin war ja verantwortlich für die jüngere Schwester, fühlt sich verlassen, stürzt in Schuldgefühle, aber auch in eine Wut, die nicht sein darf. Außerdem war die Schwester die einzige kontinuierlich anwesende Person in ihrem Leben.) Und dann kam das Mobbing, wo sie sagt: Ich weiß nicht, was mit mir passiert ist. Hast du Fantasien, was da gewesen sein könnte?

T.: Ich habe die Fantasie, dass es mit diesen Männern, wohl auch Vorgesetzten, keine sexuellen Beziehungen gab, eher einen ganz intensiven Flirt. Sie beschreibt es so, dass der eine sich plötzlich abgewandt habe …

S.: Und sie ist während eines Ferienurlaubs eine völlig illusorische Ehe eingegangen … das hat mich auf das Migrationstrauma schließen lassen. Sie muss die Fantasie gehabt haben:»Vielleicht kann ich zurück! Vielleicht ist da ein Stück Ur-Heimat zu finden.« Und dann hat sie gemerkt, sie hat mindestens eine halbe deutsche Identität. Ist sie Deutsche geworden?

T.: Das weiß ich auch nicht. Das ist eine gute Frage. Während der kurzen Ehe ist sie gependelt und wieder abgehauen. Es war sozusagen ein Gastspiel. Sie hat gemerkt: Der will auch was von ihr: dass sie sich dort niederlässt, der wollte natürlich nicht nach Deutschland kommen … Sie sagte diesem Kollegen-Vorgesetzten: Ich habe geheiratet, und sie beschreibt schmerzlich, wie der sich abwendet, also da gibt es auch den Verlust einer Beziehung, die wohl über einige Jahre anhielt. »Als wäre er beleidigt gewesen.« Vor ein paar Stunden hatte ich auf einmal die Fantasie:»Na, ob die nicht Männerbesuche hat und ihre Dienste anbietet!«, und interessanterweise kam sie vor dieser Stunde – warum weiß ich nicht – und erzählt empört, dass ihr früherer russlanddeutscher Freund sie gefragt habe, ob sie ein kleines Bordell aufgemacht habe, ob sie sich als Prostituierte verkaufen würde. Ich war völlig verdattert. Sie kommt immer sehr ordentlich aufgemacht, ein bisschen aufreizend angezogen, eine Art des sich Präsentierens … (Eine Form der Liebes- und Geldsuche taucht als Möglichkeit und Fantasie auf, wird aber später nicht weiter vertieft.)

D.: Ist sie eine schöne Frau?

T.: Als schön würde ich sie nicht bezeichnen, aber sie sieht attraktiv aus …

S.: Meine Hauptthese ist, dass ihre Lebensenergie erschöpft war von der Anstrengung der Migration; das perfekte Deutsch-Lernen, die fremde Umgebung … die Trennungen … Da könnte eine Abwendung, ein leichtes Mobbing genügt haben, um sie aus ihrer stabilisierenden Leistungsanspannung herausfallen zu lassen.

T.: Das leuchtet mir sofort ein. Was die hier auf die Beine gestellt hat!

C.: Sie findet ja nirgends eine Heimat …

S.: Wir wollen schauen, ob die Therapeutin ihr davon etwas anbieten kann. Ihr sitzt einander gegenüber und sprecht?

T.: Ja. Aber da ist etwas Neues. Was ich vor zwei Stunden gemacht habe – das hatte ich angekündigt und gesagt, sie möge sich überlegen, ob sie sich das vorstellen kann –, da war das Wetter ja so schön: »Wir könnten doch eine Runde spazieren gehen.« Mal sehen, wie das wirkt, das Rausgehen. Es wäre vielleicht gut, Platz um sich zu haben. (Die Kollegin spürt, dass die Patientin etwas anderes braucht, als im Gegenüber über ihr Leben zu sprechen, doch die diagnostische Intuition und das Angebot sind noch diffus, haben aber mit dem Gefühl zu tun: Heimat und Bindung geben zu sollen und vor allem beim Trauern zu helfen.) Ja, sagte sie, das wolle sie sich überlegen. Dann kam noch eine Stunde in der Praxis, und dann kam sie gestiefelt und gespornt und fand das ganz gut; als wir unterwegs waren, hat sie viel erzählt von der Heilerin, … und ich habe mich immer wieder gefragt: Was kann ich ihr denn bieten? (Diese wiederholte Unsicherheit, gerade beim Thema Heilerin, spricht für eine verunsicherte Gegenübertragung angesichts der ungeheuren Bedürftigkeit und Verlorenheit der Patientin; als ob die Therapeutin all das wiedergutmachen müsste. Mein Vorschlag enthält auch eine Spur davon, er ist aber so gedacht, dass die Therapeutin eine Containerfunktion übernimmt, die durchaus auch körperlich sein kann.)

S.: Ich würde ihr anbieten, sich hinzulegen, und noch einen Schritt weiter gehen, wir haben das ja schon einmal gehabt … und du setzt dich dazu, sodass sie dich gut sehen kann. (Ich bitte dann die Kollegin, sich anstelle der Patientin auf die vorhandene Couch hinzulegen. Die Kollegen rücken ein wenig beiseite, die Therapeutin legt sich in der Rolle der Patientin auf die Couch, spürt durchaus ein leichtes

Befremden über die Größe des Schrittes und die unvertraute Nähe zu mir.) Das kann ja verschiedene Bedeutungen haben, das neue Setting: Ein Elternteil sitzt ans Kinderbett, wenn das Kind traurig oder verzweifelt ist; oder, mehr auf der Erwachsenen-Ebene, die Therapeutin bietet Beistand im Schmerz; es kann ja auch sein, dass du ihre Hand nimmst … es kann gut sein, dass man so ein paar Stunden sitzt, bis sie in der Regression deutlich spürt, wenn auch noch unbewusst, was gut für sie sein könnte. Man muss ihr Zeit lassen.

T.: Ich glaube, das würde dauern … es war schon viel, auf der Bank nebeneinander zu sitzen …

S.: Oft passiert schon viel auf dem Gesicht der Liegenden, das du ja siehst und was ich jetzt sehe, sehr viel. (Die Kollegin hat sich darauf eingelassen, dass ich jetzt nahe neben ihr sitze und sie sich meinem freundlichen, aber auch beobachtenden Blicken aussetzt: sowohl haltgebend wie verstehen wollend. Meine Hand zu nehmen, erscheint als großer Schritt. Deshalb sage ich auch, es sei vielleicht ein großer didaktischer Sprung zu etwas Späterem in der Therapie. Die Kollegin schwankt zwischen Identifizierung mit der zögernden Patientin, und der Bereitschaft, meine Hand zu nehmen, und nimmt dann wieder ihren therapeutischen Bericht auf.

T.: Zwischendurch schaut sie mich an, dann wieder weg. Wenn sie mich so anguckt, kann ich übrigens gar nichts denken. (Vorsichtiges Lachen in der Gruppe über diese Wirkung des Schauens der Patientin, vermutlich aus Verschmelzungssehnsucht, Erwartungsdruck und niedergehaltenem Misstrauen.)

S.: Du musst dann gar nichts leisten, du kannst einfach sagen: Ich bin da, und lächelst gelegentlich. Ruhig da sein, wie eine Substanz. Ich weiß nicht, wie viel du ihr schon an Einfühlung mitgeteilt hast. Man kann ihr ja ruhig sagen: »Ich kann mir vorstellen, wie schrecklich das war für Sie, als die Eltern gegangen sind, und was Sie dabei erlebt haben und wie es Ihnen danach gegangen ist. Dass die Großmutter so streng war …«

T.: Das war eine ganze Weile Thema. Die Patientin sagt laut und zornig: »Ich verstehe das gar nicht, wie kann die Oma so eine harte Sprache mit uns sprechen! Wie kann die so böse mit uns sein! Uns immer arbeiten lassen. Ich musste als Siebenjährige alle Arbeiten machen.«

S.: Das ist ja gut, dass sie ihre Wut schon ein Stück weit spüren und formulieren kann. Hast du ihr auch schon die Übersiedelung mit 15 als schwierig dargestellt?

T.: Nein.

S.: Sie hatte ja wohl auch Freunde oder Freundinnen in Serbien, und eines Tages wird sie verschickt oder abgeholt, herausgerissen, da ist es gut, ein Stück Einfühlung und Identifikation anzubieten.

T.: Während du sprichst (ihre Sprache ist im Liegen sehr verlangsamt geworden), fesselt mich immer mehr die Vielfalt ihrer Symptome, und ich frage mich wieder, wo ich da inmitten dieser Welt stehe und auf was ich emotional reagiere. Sie sagt dieses und jenes, und ich fühle mich zurückgeworfen und habe oft das Gefühl, ich fange wieder bei A an und kümmere mich nur noch um das Medizinische, manchmal funktioniert mein Kopf ganz normal, und manchmal kann ich nicht denken, dann wieder verliere ich das kleine Mädchen aus den Augen. (Das Liegen der Kollegin und mein Sitzen neben der Couch hat die Atmosphäre sehr verändert. Die Gruppe nimmt emotional stark Anteil an der Nähe der supervisorisch-therapeutischen Beziehung. Die Supervision geht in ein Stück Selbsterfahrung der Kollegin über, bei der die anderen als Resonanzkörper gespannt teilnehmen. Die Kollegin geht der Patientin voraus im Erleben einer unbekannten Nähe und lernt, darauf zu achten, welche Prozesse ein solches Angebot, die Hand zu halten, auslösen kann.)

S.: Es geht ja um ein Stück Selbstbegegnung oder Selbstwahrnehmung der Patientin.

Teilnehmerin: Ich habe eine andere Hypothese. Ich mache einmal in der Woche eine Therapie, die heißt kraniosakral. Das gibt Entspannung. Wenn ich hingehe, denke ich: Gott sei Dank, es geht jetzt los mit der Entspannung. Manchmal schafft nicht einmal die Therapeutin das, wenn ich nicht entspannt bin. Wenn es in den Beinen kribbelt, empfinde ich das als sehr, sehr wohltuend, und am Kopf finde ich es ja noch schöner. Und wenn die Patienten das bei mir sagen: »Der Kopf ist leer«.»Na wunderbar, sage ich, sonst dreht es sich immer in ihm, und jetzt ist er leer. Hier können Sie gut entspannen.« Ja, das ist eine positive Umdeutung eines Symptoms, und das wirkt auch positiv für die Patienten. Die Patientin sehnt sich wohl danach, sich irgendwo einmal aufgehoben zu fühlen. (Mehrere Mitglieder sprechen durcheinander;, es spricht für eine gewisse emotionale Erregung darüber, was für diese Patientin angemessen sein könnte. Es werden konkurrierende Hilfsangebote durcheinander laut.)

S.: Ich lehne mich jetzt ein bisschen zurück, damit ich den Stand der Dinge besser betrachten und fortführen kann. (Zu der Supervisandin:) »Jetzt kannst du ja mal mit mir an die Überprüfung darüber gehen, was wir erfahren haben. Und wir machen mal etwas probeweise:« (Ich nehme ihre Hand und lege sie auf mein Knie, nachdem ich ein Kissen daraufgelegt habe, nach einem Zögern sagt sie:) o.k., wie in einem nachgeholten Einverständnis, aber auch, um ein neues Stück Erleben zu bestätigen. Nach einer Weile sagt sie: »Jetzt kommt schon eine leichte Panik auf, es wird unruhig in meinen Beinen (sie legt die Hand auf mein Knie), ich erlebe das jetzt auf einer körperlichen Ebene, Unruhe in den Beinen und die Tendenz, die Hand wegzuziehen.«

S.: Lass die Beine zappeln, die Hand geht weg, aber dein Blick sucht nach früher Verschmelzung. Und das ist es, was sie vermutlich fürchtet, und wo die Abwehr langgeht. (T. zappelt erstaunt mit den Beinen, es scheint die Aufregung der Nähe.)

T.: Das könnte sogar zu ihr passen. Das könnte ganz gut sein.

S.: Wenn sie verängstigt ist, kann es gut sein, dass sie die Hand wegzieht. Neben der Verschmelzung in der Regression ist es auch wichtig für sie zu spüren: sie hat Kraft und eine eigene Identität. (Ich nehme ihre Hand in meine und ziehe ein wenig, und da kommt ein starker Gegenzug zur erneuten Konturierung.)

T.: Was ihre eigene Identität angeht: Manchmal ist es, als würde sie verschwinden. Und dann möchte ich sie gerade noch packen.

S.: Die Frage ist: Wie kann sie in einer warmen körperlichen Beziehung ihre Identität halten, wo sie doch in der Regression vorübergehend die Identität zu verlieren droht! Wie bei einem kleinen Kind: das sucht die Identität am Gesicht der Mutter und fühlt: aha, die Mutter … und mein kleines Selbst. Dann erst kommt das Schreien, die Berührungsstürme, das Konturieren.

T.: Das könnte ich mir mit ihr alles vorstellen. Als wir zusammen spazieren gegangen sind, hat so etwas ja auch im Ansatz stattgefunden.

Kommentar

Es herrscht am Schluss eine vorsichtige Ergriffenheit, in einem anderen Zusammenhang spreche ich dabei von Andacht in der therapeutischen Beziehung. Die Kollegin hat eine große Portion an vorausschauendem Umgang mit Nähe, Auffinden, Identität, Sehnsucht, Schmerz mitgenommen. Die Gegenübertragung nahm körperliche Formen des Empfindens an. Dies alles braucht Zeit für eine vorsichtige Anwendung, und es ist wichtig, sich nicht durch zu große Schritte zu verunsichern. Aber dass die Kollegin Mut hat, beweist ihr Entschluss, mit der Patientin spazieren zu gehen. Es ist dabei sogar von einer Bank die Rede, auf der sie nebeneinandersitzen, und in der Ferne erscheint auf dem inneren Bildschirm vielleicht jene Bank, auf der der Polizist die Patientin angesprochen und in Panik versetzt hat. Dies würde eine geglückte Einbindung von einem Stück Verhaltenstherapie (Desensibilisierung) in eine tiefenpsychologisch orientierte Therapie bedeuten.

Die Stunde war weniger konzentriert auf die Auswirkung der einzelnen Traumen als vielmehr auf den Gesamtzustand der Patientin: ihre Erschöpfung, das Ausmaß ihrer Abwehr oder ihrer Selbstrettung durch Leistung, den Zusammenbruch ihrer Identität, auch die magischen Erwartungen (Geistheilerin), ihre innere Heimatlosigkeit und der Spiegelung dieser Zustände in der Gegenübertragung. Die permanente Überforderung tauchte als Ratlosigkeit, Verwirrung und Hilflosigkeit in der Gegenübertragung auf.

Behandlungstechnisch sind sicher mehrere Wege gangbar. Als analytischer Körperpsychotherapeut habe ich gute Erfahrungen damit, den seelischen Container des Analytikers anzureichern durch den der analytischen Körperpsychotherapie: Die Kapazität für ängstigende Gefühle erweitert sich, wenn die Anwesenheit des Therapeuten physisch wahrgenommen wird und ein Teil der bedrohlichen Affekte sozusagen abfließen kann in den Raum des Therapeuten und dort aufgefangen und entdramatisiert oder entgiftet wird. Das Urvertrauen des Kindes ist zum großen Teil ein körperliches, und bei manchen schon in früher Kindheit traumatisierten Patienten ist ein erneuter Ansatz in der körperlich-seelischen Regression hilfreich.

Dazu gehört aber auch eine Einübung aufseiten des Therapeuten, den die notwendige Nähe nicht erschrecken darf. Vielmehr sollte er sie genießen können, soweit sie seinem Temperament, dem Stand seiner Ausbildung und seiner eigenen Beziehung zum Körper entspricht.

Nachdem die Therapeutin das Manuskript gelesen hatte, schickte sie mir folgende Ergänzungen: Die Patientin war tatsächlich drei Jahre alt beim Wegzug der Eltern, und sie hat sie nur jeweils einmal im Jahr bei einem Heimatbesuch gesehen. Als die jüngste Schwester in Deutschland geboren wurde, scheinen die beiden jugoslawischen Schwestern fast in Vergessenheit geraten zu sein.

Durch die »Abwendung« der Männer an ihrer Arbeitsstelle erlebte sie sich zunehmend als hässlich, entwickelte ein Ekzem im Gesicht, kratzte sich viel, wäscht sich oft. Der eigene Körper als Vorzeigeobjekt droht an Reiz zu verlieren.

9.

Ein gewaltsamer Rausschmiss

Die Kollegin, Psychologin und als Teilzeitmitarbeiterin an einer Beratungs-
stelle beschäftigt, hat sich zur Supervision in der Gruppe angemeldet und
zeigte leichte Anzeichen von Bedrängnis und Ratlosigkeit durch einen
»Fall«, der erst zwei Sitzungen alt ist, und von dem sie nicht weiß, ob sie die
Beratung fortsetzen und wie sie sich weiter verhalten soll.

Beraterin (B.): Soll ich anfangen? O. k. Ich möchte den Fall vorstellen,
weil ich nicht weiß, ob ich da etwas Wichtiges nicht sehe und ob
ich weitermachen soll. Es handelt sich um ein Paar, das ein Mal da
war, der Mann kommt weiterhin, die Frau nicht. Die Vorgeschichte
ist folgende: Eine ungefähr 60-jährige Frau kommt zu mir, sagt in
der Stunde, sie sei die Mutter, das Problem sei ihre Tochter bezie-
hungsweise deren Ehe. Sie wolle nur über ihre Tochter sprechen, das
habe ich aber nicht mit ihr getan, sondern mit ihr darüber gearbeitet, was für sie schwierig ist, also über ihre Problematik an der Geschichte; ich könne nicht die Ehe ihrer Tochter hier neu organisie-
ren. Sie sagte, sie werde sehr darauf hinarbeiten, dass ihre Tochter
dann selbst herkommt. Das hat sie wohl auch geschafft: In der nächsten Woche war dann die Tochter tatsächlich da mit ihrem Mann. Die
Tochter sagte gleich: Ich komme nie wieder, ich komme für meine
Mutter ein einziges Mal. Am nächsten Tag rief dann der Mann an:
die Frau komme tatsächlich nicht wieder, und er hat einen Termin
für sich allein gemacht … Sie sind beide 38 Jahre alt, kennen sich,
seit sie 17 sind. Sie haben zwei Kinder, sieben und drei, beide Mädchen. Als sie reinkamen, brach der erste brutal heftige Streit aus. Sie
konnten sich nicht einmal einigen, wie das zweite Kind heißt. Sie
sagt, es heißt Carola Stefanie, er sagt, nein, es heißt Stefanie. Da haben die sich gestritten, und das ist das Zentrale für mich in der Klas-
sifizierung: Die Frau ist so brutal zu dem Mann, sie hat ihn so was
unter der Gürtellinie abgeplattet, richtig hart, und der Mann ist ein
sympathischer, ruhiger, netter Mann, aber: Er wehrt sich nicht, ist

ohnmächtig, verständnisvoll, und die Frau hat eine unglaubliche Brutalität und Härte. Sie sagt, sie habe zwölf Kilo abgenommen in den letzten Wochen, und man sieht ihr an, sie wäre eine hübsche Frau, wenn sie zwölf Kilo mehr hätte und ein bisschen lächeln würde. Aber sie ist so hart und so bös im Gesicht, da ist sie nicht mehr hübsch, und diese Härte, diese Ausfälligkeit gegenüber ihrem Mann, das macht sie hässlich. Die ersten zwei Minuten war die Frau allein mit mir im Zimmer, er war noch auf der Toilette. Da spricht sie, hat einen Gemüsekorb dabei, Sellerie, spricht von einem Rezept, ganz offen und leutselig, und der Mann kommt rein, und da kommt sofort die Brutalität. Zwischendurch, gegen Ende der Stunde, geht der Mann noch mal auf die Toilette, die Frau ist wie verwandelt, erzählt mir was vom Kindergarten, über Kindererziehung, völlig gelöst, er kommt rein, wusch! Ich frage sie, nach etwa einer halben Stunde: Was ist da geschehen? Sie weiß es nicht, der Mann weiß es nicht. Dann erzählt sie, sie habe beim zweiten Mal eine Zwillingsschwangerschaft gehabt, einer sei in der zwölften Woche verloren gegangen. Seitdem sei alles anders. Und sie nennt diesen Zwilling, auf dessen Namen sie sich auch nicht einigen können, Ben, und ich frage: Sie wissen, dass es ein Junge ist? In der zwölften Woche? Ja, das habe ihnen eine Homöopathin gesagt, die hat das irgendwie ausgependelt. Die Frau ist, ich sage das Wort gar nicht gern, auf einem esoterischen Trip. Sie hat ein Herz-Blut-Jesu-Bildchen umhängen, spricht mit dem Heiligen Geist, ganz merkwürdige Sachen erzählt sie. Der Mann ist bodenständig, hat einen Handwerksbetrieb, der schafft und sagt: Ich bin zwar gläubig, aber ich spreche nicht mit dem Heiligen Geist; ich verstehe meine Frau nicht, was sie veranstaltet. Sie haben ein gemeinsames Haus. Sie hat ihn rausgeschmissen aus der gemeinsamen Etagenwohnung, er wohnt jetzt unterm Dach und darf die Kinder nur ganz selten sehen. Er verdient den Lebensunterhalt mit seinem Betrieb und bemüht sich wahnsinnig um sie. Was sie ihm vorwirft, kann sie nicht sagen, die Frau ist emotional nicht zugänglich. Sie erschien mir wie … nicht als psychisch krank, aber sie war nicht ganz da, so an der Grenze zum psychischen Abgetreten-Sein, ein Grenzgänger. Ihre Mutter sagte, als sie da war: die Homöopathin habe gesagt, ihre Tochter sei psychisch krank. Ich hatte nicht das Bild, aber sie ist an der Grenze. Mein Anliegen ist nun: Was mache ich mit dem

Mann, wie kann ich überhaupt etwas tun? Sie muss sich »selbst verwirklichen«, ihre Brutalität hat mich erschreckt. Auch wie sie mit ihm spricht. Ich sage zu ihr: Ich habe gehört, was Sie gesagt haben, und frage dann ihn: Wie wirkt das auf Sie? Dann kann er schon sagen, das tue brutal weh, aber er stoppt es nicht. Die Frau kommt nicht mehr. Das alles ist so seit der zweiten Schwangerschaft, und die Mutter sagt auch: Seither ist alles anders. Sie haben erst während der zweiten Schwangerschaft geheiratet. Sie haben also relativ spät ein Kind bekommen, und der Mann möchte ... er sagt, ich liebe diese Frau, es ist zwar zurzeit für mich ganz schlimm, aber ich möchte bei ihr bleiben. Und sie sagt:»Ich will nur weg, ich möchte dich nie wiedersehen, im ganzen Leben nicht, und die Kinder bleiben bei mir, sie sind auch bei mir aufgewachsen, du hast nur deinen Schwanz reingehängt, das alles hat mit dir gar nichts mehr zu tun.« Sie will die Kinder mitnehmen. Das ältere Mädchen hat zurzeit eine ausgeprägte Angst entwickelt, sie ist mit ihm zu einer »Lebensberaterin« gegangen, und die hat ihr gesagt, das Kind habe in einem früheren Leben Schicksalsschläge davongetragen, das kam ihr aber sehr abgenudelt vor.

Teilnehmer (der später den Ehemann spielt) fragt: Ist es so was wie ein religiöser Wahn, im Zusammenhang mit dem »esoterischen Trip«?

B.: In der Kürze der Zeit schien es mir wie ein religiöser Wahn, in den sie sich flüchtet. Und wo sie Menschen um sich hat, von denen sie Bestätigung bekommt. Ich habe ihre Mutter ja kennen gelernt, die ist von der Struktur her ähnlich kühl wie die Tochter, nur nicht so brutal.

Teilnehmer: Den religiösen Wahn hat sie nach dem halben Bruch der Zwillingsschwangerschaft entwickelt? Das heißt, da ist etwas mit der Trauerarbeit missglückt.

B.: Sie trauert schon. Das Kind hat eine große Präsenz. Es war ja ein Junge (damals reiskorngroß). Für den Mann ist »Ben« nicht so präsent. Das Kind existiert ja real nur auf einem einzigen Ultraschallbild. Beim zweiten Bild war es schon nicht mehr da. Sie hat es auch nicht gemerkt, als sie das Kind verloren hat, bei der Untersuchung nach einer Blutung war eben nur noch der eine Embryo da.

Supervisor (S.): Hat sie gesagt, warum sie nicht mehr kommt?

B.: Sie sagt, sie könne den Mann nicht mehr sehen. Sie hat jetzt draußen religiöse Unterstützung, und das mit unserer Beratungsstelle »ist ja nix!« Sie hat es fast religiös ausgedrückt im Ton: Sie habe jetzt Menschen, mit denen sie »in Kontakt trete«. Also aus der esoterischen Richtung hat sie da ihre Leute.

S.: Sie fragen sich ja, ob sie mit dem Mann weiter arbeiten sollen…

B.: Ja, woran ich mit dem Mann arbeiten kann. Er ist klar, er kann antworten. Was mich eben wundert, ist diese Wehrlosigkeit der Frau gegenüber. Wenn er sich einfach aus der Wohnung rausschmeißen lässt; wenn er das mit sich machen lässt, und er lässt ihr die Kinder, die wollen aber immer wieder zu ihrem Papa, wenn sie zu ihm »dürfen«, macht er was mit ihnen, er mag sie sehr. (Lebhafte Unruhe in der Gruppe, kulminierend in dem Satz einer Teilnehmerin: »Warum nimmt er nicht einfach die Kinder beim Kragen und sagt: Die lasse ich nicht bei so einer Mutter?« Die Klientin hat zunächst atmosphärisch die ganze Gruppe gegen sich. (Ich versuche, etwas mehr Ruhe einzubringen durch Beachtung der erweiterten Familienszene.)

S.: Ja, das ist ja das Rätsel. Wollen wir mal schauen, wie es bei den beiden Eltern aussieht.

B.: Sein Vater ist an einem Gehirnschlag gestorben. Der Klient sagt, die Mutter habe ihren Mann nie gut behandelt. Aber jetzt sei er tot. Der Vater der Ehefrau sei, nach Angaben der Mutter, ziemlich senil. Ein bisschen abgedreht, aber noch relativ gesund. Er kriege manches nicht mehr so richtig mit. Die Tochter (die Ehefrau) erzählt, sie habe ihm Hausverbot erteilt, als er etwas in dem Haus reparieren wollte. Sie ist sogar zur Polizei gegangen, um ihn rauszuwerfen. Sie wollte diesen Mann nicht mehr sehen. Die Mutter (Oma) ist sehr aktiv in der Betreuung der Kinder, wobei die sich fragt, warum sie das tut, denn die Tochter arbeitet nicht, und sie wisse nicht, was ihre Tochter macht, während sie die Kinder betreut. (Atmosphärisch ist jetzt deutlich, dass die Elternfamilien noch eine bedeutende, wenn auch sehr unklare Rolle spielen. Mir scheint das ein günstiger Moment, nach dem Anfangsbericht in die szenische Arbeit zu gehen.)

S.: Wen brauchen wir denn, wenn wir die Sache szenisch anschauen? Offensichtlich spielt die Elterngeneration noch stark mit herein. Da gibt es ja eine deutliche Parallele: Der Vater erhält Hausverbot, der Ehemann wird ausquartiert. Handelt es sich um Übertragungen, um Introjekte oder um direkte Identifizierungen? Sie kann ja in einer Sekunde umschalten, je nachdem, ob der Mann dabei ist oder nicht. Wir können zuerst einmal versuchen, nur den Mann präsent zu machen, er kommt ja demnächst wieder zu Ihnen. Also (zur Beraterin): Suchen Sie sich einen Teilnehmer für die Rolle des Mannes aus. (Sie wählt den Kollegen aus, der sich vorher schon engagiert zu Wort gemeldet hatte. Er ist groß, im Rollenspiel erfahren und so bereit wie fähig, sich auf die schwierige Identifikation einzulassen. Die Beraterin will nicht ihre eigene Rolle spielen, sondern eine andere Kollegin dafür auswählen. Sie möchte lieber lernend »zuschauen«. Sie bittet eine Kollegin, die Beraterinnenrolle (R.) zu übernehmen. (Ich bitte beide, etwas aus der Gruppe herauszurücken auf die Spielfläche, frage auch, wie es mit den Abständen in der Beratungssituation aussah, beide richten sich nach den Angaben der vorstellenden Beraterin.)

Ehemann (E., zur Rollenspielerin der Beraterin, R.): *Sie kennen ja inzwischen meine Schwiegermutter und meine Frau. Im Moment ist es halt schwierig für uns durch das, was zwischen uns ist. Sie will mich nicht mehr bei sich haben; ich weiß gar nicht, was ich da machen soll, verändern, oder was? Ich will ja bei ihr bleiben – und bei den Kindern.*

S.: (Schlägt der R.-Beraterin vor, einmal direkt auf die Wehrlosigkeit einzugehen. Meine Linie dabei ist: herauszufinden, ob das Thema schon anzugehen ist in den nächsten Beratungsstunden.)

R.: *Als Sie hier waren, hatte ich in verschiedenen Szenen den Eindruck, Sie können sich nicht wehren. Können Sie das bestätigen?*

E.: (zurückweisend) *Ich muss mich da nicht wehren. Sie ist im Moment halt ein bisschen komisch. Aber sie war nicht immer so, erst als sie das Kind verloren hat. Aber ich brauche mich nicht gegen sie zu wehren.*

R.: *Ich höre: Sie müssen sich nicht wehren. Was heißt müssen?*

E.: *Ich könnte es wahrscheinlich schon, aber ich muss es ja nicht.*

(Seine Wehrlosigkeit wirkt auf die Gruppe provozierend. Er möchte das Thema gar nicht an sich heranlassen, »wehrt sich« hier gegen die Zumutung, verharmlost konsequent.)

R.: *Mich interessiert, wie Sie es empfinden.*

E.: *Dass sie im Moment eine schwierige Zeit durchläuft ... das spüre ich schon.*

(Die Tendenz zur Verharmlosung wird offenkundig: »im Moment« sind immerhin drei Jahre.)

Ich merke ja, ich komme nicht mehr an sie ran, ich habe auch nicht mehr so viel Kontakt mit den Kindern, und deswegen bin ich schon froh, dass wir jetzt, dass ich jetzt hier sein kann. Ich weiß auch nicht, was ich da machen soll.

R.: *Sie unterscheiden jetzt, dass es ihr nicht so gut geht und dass sie sich verändert hat, wie war das denn in der Zeit vorher, haben Sie sich da gewehrt?*

E.: *Sie meinen, ich muss mich irgendwie wehren. Ja, es gab Zeiten, da war sie recht freundlich, ist liebevoll mit mir umgegangen. Aber jetzt, wo sie ablehnend ist, wie soll ich mich gegen sie wehren, sie ist doch meine Frau.*

(Er regrediert auf eine gewisse Hilflosigkeit und passive Hoffnung auf Unterstützung, und die Beraterin verschärft leicht ihre »Vernehmung«, wieso er sich alles gefallen lässt.)

R.: *Wie erleben Sie denn diese Umgangsweise?*

E.: *Es tut mir schon weh, wie sie mit mir spricht.*

R.: *Und was machen Sie mit dem Schmerz? Das ist ja nicht spürbar in der Situation.*

E.: *Da muss ich halt im Moment durch. Mir ist ja meine Frau wichtig.*

R.: *Heißt das: Wenn Sie sich wehren, ist Ihnen Ihre Frau nicht wichtig?*

E.: *Was heißt wehren? Wenn ich ihr dann auch solche Sachen an den Kopf werfe, dann gehen wir ja noch weiter auseinander, wir sind jetzt schon weit genug voneinander entfernt. Wenn ich sie auch so unter der Gürtellinie angreifen würde, dann hätte ich ja überhaupt keine Chance mehr.*

(Die Gürtellinie scheint wichtig, und die Angst vor einer Katastrophe, wenn er nicht duldet.)

R.: *Sie fürchten, dann könnte die Beziehung auseinandergehen. Und das wollen Sie verhindern.*

E.: *Ja, ich möchte bei ihr bleiben und nicht noch mehr Öl ins Feuer gießen.*

S.: Also, sich wehren heißt: Katastrophe. (Zur Gruppe gewandt:) Er sagt: Meine Frau ist ein bisschen komisch, und sie sagt: Ich will ihn loswerden! Und hat ihn unters Dach verbannt. Und sie scheißt ihn regelrecht zusammen. Brutal ist sie, haben Sie gesagt. Er steht »drüber« und möchte ihr helfen. Sie hat aber Hilfe in ihrer Gruppe und vom Heiligen Geist.

E.: (nach längerem Nachdenken) *Ich bin froh, hier Hilfe zu kriegen. Ich nehme die Brücke, die meine Schwiegermutter geschlagen hat, gerne an.*

R.: *Wie stellen Sie sich vor, dass Ihnen hier geholfen werden könnte? Was wollen Sie hier erreichen?*

(Sein Gefühl von Ausweglosigkeit wird deutlich und seine Sehnsucht nach Hilfe, die für ihn aber noch gar keine Form hat.)

E.: *Es ist schade, dass meine Frau nicht mitkommt. Hilfe, aber ... also ... ich hoffe halt, dass wir zusammenbleiben können. Für die Kinder ist es ja auch schwierig. Ich wohne oben, mir liegt an einem guten Verhältnis zu den dreien.*

R.: *Sie arbeiten am Kontakt, an der Nähe; dass überhaupt eine Verbindung bestehen bleibt. Und ihre Frau arbeitet am Gegenteil.*

E.: (ungläubig) *Am Gegenteil? Das weiß ich nicht. Sie ist auf jeden Fall im Moment nicht gut auf mich zu sprechen.*

(Die Suche nach seiner Aggression, in die die Gruppe wenig später mit einstimmt, ist fast rührend, und lähmend.)

R.: *Ihre Frau hat Sie rausgeschmissen. Das geht jetzt schon drei Jahre. Die Worte, die ich hier von ihr gehört habe, waren total unter der Gürtellinie.*

E.: *Es tut schon weh, da muss sich auch was ändern. Aber ich weiß nicht was.*

R.: *Angenommen, Sie würden eine Grenze setzen und nicht noch mehr von demselben bieten: Verständnis haben, schlucken, relativieren, zudecken.*

E.: (heftig) *Dann ist es aus. Dann sehe ich die Mädchen gar nicht mehr, meine Frau unterbricht jeglichen Kontakt mit mir, dann bin ich ganz draußen. So sehe ich die Kinder wenigstens ab und zu mal ...*

S.: Er hat kein Bild davon, was es bedeutet, sich zu wehren. Vielleicht kann man ihm ein Bild vermitteln, wie das aussehen könnte: »Ich will nicht, dass du so mit mir redest!« zum Beispiel. (Ich bin auf sanftere Weise ebenfalls verstrickt und erfinde, zu meiner nachträglichen Beschämung »Strategien«, wie man ihn zur Tapferkeit führt.) Ich würde fragen: »Wie ist das zugegangen, als Ihre Frau Sie rausgeschmissen hat? Ist sie stärker als Sie?«

R. (zu mir gewandt: Sollen wir damit weitermachen?) Ich nicke.

E.: (greift den Hinweis auf) *Sie war gar nicht gut auf mich zu sprechen, da hat sie den Vorschlag gemacht, ich soll doch nach oben ziehen, damit das Ganze nicht weiter eskaliert, da haben wir ja nichts davon, da geht's den Kindern noch mal schlechter, sie hat gesagt, dass sie das möchte, dass ich gehe, und dann bin ich gegangen ...*

S.: Ich hatte mir das heftiger vorgestellt, jetzt gleicht es einer fast gütlichen Absprache …

E. (protestiert): *Absprache, nee, ich wollte es ja nicht, ich hab's halt gemacht, weil meine Frau …*

R.: *Hat Ihre Frau denn gewusst, dass Sie es gar nicht wollen?*

E.: *Das hat sie schon gemerkt, dass mir das nicht passt; dass ich mit ihr zusammen sein will. Aber sie kann ja sehr kompromisslos sein, wenn sie was will, dann muss das so passieren.*

S.: (zu R.) Ich will Ihnen nicht zu sehr ins Handwerk pfuschen. Ich würde mal fragen: Was passiert körperlich mit Ihnen, wenn sie Sie so anschreit? (Er fühlt sich endlich nicht mehr angegriffen.)

E.: *Da verkrampft sich bei mir alles, in der Magengrube; ich spüre schon die Schläge, es sind ja verbale Schläge, die sie austeilen kann. Es tut mir gar nicht gut.*

R.: *So auf der körperlichen Ebene, kostet es Sie nicht unglaublich viel Energie, diese Situation zu ertragen?*

(Es wirkt schon fast wie Aufhetzen-Wollen.)

E.: *Ich wollte grade sagen: Irgendwann halte ich das auch nicht mehr aus, es kostet mich schon sehr viel Kraft, ich muss ja meine Arbeit machen, ich habe Verantwortung für meine Mitarbeiter. Aber zumindest bin ich ja noch in ihrer Nähe und habe noch ein bisschen was von den Kindern. Wenn ich ganz draußen wäre, wird's ja nur noch schlimmer.*

R.: *Ihr Ziel ist: noch eine Zeit lang dableiben zu können? Bis Sie es nicht mehr aushalten.*

S.: (zu R.) Darf ich noch mal eine Anregung geben? (Zu E.:) Wie ist es denn ihrem eigenen Vater ergangen?

R.: *Das ist Ihnen bekannt von Ihrer Frau, dass es ähnlich war mit deren Vater: Sie hat ihren Vater ebenfalls rausgeschmissen.*

E.: *Ja, ja, da gab es mal Streit zwischen den beiden. Die haben es nicht geschafft, wieder einen Draht zueinander zu finden. Die Gefahr besteht ja, dass, wenn man sich nicht mit ihr arrangiert … sie ist mir wichtig und die Kinder. Das kann passieren, dass man ganz rausfliegt. Das Ganze ist ja bei denen noch dramatischer gewesen, sie kriegten es nicht auf die Reihe.*

R.: *Hat er sich gewehrt?*

E.: Ich weiß es nicht genau. Er hat auch ein bisschen blöd reagiert. Die haben sich so in die Wolle gekriegt …

R.: *Und das wollen Sie vermeiden.*

E.: *Ich kenn das ja, dass meine Frau jetzt eine Zeit hat, wo sie nichts auf die Reihe kriegt: wie sie mit den Kindern umgeht. Das kenn ich, meine Mutter hatte ab und zu auch solche Zustände ...*

S.: (fragt, weil E. es nicht aussprechen will) Von Strenge oder Härte? (E. bejaht.) Da sind sie ja schon präpariert für so ein Krise. Man könnte mal fragen, ob der Vater ein Gespür hatte für diesen Umgang mit ihm. Und ob er (E.) eine Wahrnehmung hat dafür.

R.: *Wenn Sie noch einmal an den Umgang Ihrer Frau mit ihrem Vater denken, sehen Sie da Parallelen zu dem, wie Ihre Frau mit Ihnen umgeht?*

E.: *Ja schon; da hat er mir leid getan; dass sie so gar nichts dafür getan hat, dass sich das wieder einrenkt; dass er gehen musste; dass die Polizei da war. Ich fürchte, dass das auch zwischen uns passiert. Deswegen versuche ich ja, das immer wieder runterzuschlucken.*

R.: *Wenn Sie jetzt noch einmal an Ihr Verhältnis zu Ihrer Mutter denken ... gab es da auch etwas, was Sie unbedingt vermeiden wollten? Dass etwas nicht passiert?*

E.: *Wichtig war ja, wie meine Mutter mit meinem Vater umgegangen ist. Ich habe es (sehr zögernd gesprochen) so erlebt, dass sie auch Zeiten hatte, wo sie abweisend war; deswegen kenne ich das, und ich muss halt schauen, wie ich damit klarkomme.*

R.: *Indem Sie sich die Härte und Brutalität haben gefallen lassen? Ausgehalten haben?*

S.: (greift korrigierend ein) Der Vater. Aber es ist klar, dass er kein Vorbild hatte an seinem Vater.

E.: *Er ist ja inzwischen gestorben (er wiederholt das zweimal, wie wenn er einen Zusammenhang mit dem Verhalten der Mutter unbewusst annehmen würde). Er hat mir manchmal auch leidgetan. Ich musste an ihn denken, als mein Schwiegervater von meiner Frau Hausverbot bekommen hat; wie mein Vater unter seiner Frau gelitten hat.*

R.: *Sie haben ihn eher als schwach erlebt?*

E.: (nach längerem Zögern) *Ja, eher schon.*

S.: Mir kommt eine Frage hoch zum Tod des Vaters: Woran ist er gestorben? Meine Phantasie ist: die Katastrophe kann tödlich sein ... (zu R.: was würde denn passieren, wenn man ihn fragt: wie er zu seiner Frau sagen würde:»Ich möchte nicht, dass du mich behandelst wie deinen Vater.« Ob man bei der Frau eine Einsicht wecken könnte?

R.: (zur Gruppe) Ich hatte gerade die Idee, dass er nicht nur Mitleid hatte mit diesen Männern, sondern wohl auch Verachtung – ob das nicht innerlich bereits installiert ist; dass er als Katastrophe ein Aufbrechen dieser Verachtung fürchtet, also auch eine hohe Brutalität; und dass er das zu verhindern sucht.

S.: (kommentiert) Man könnte ihm sagen: Wenn jemand so gedemütigt wird wie Sie, dann sammelt sich auch Verachtung. (Plausibel wäre beides: dass die Frau ihn verachtet und er sie, aus unterschiedlichen Motiven.)

S.: (direkt zu E.) Und manchmal haben Sie wohl auch die Idee zuzuschlagen.

E.: *Ich spüre das im Bauch, diese Schläge, das tut mir nicht gut, aber ich bin nicht der Typ, der dann zuschlagen würde.*

R.: *Das bleibt ja auch erst einmal in der Fantasie.*

E.: (Sehr gedehnt) *Ja ... ja ... auch. Das Primitive, das gehört sich ja nicht: die Frau zu schlagen.*

B.: (wendet sich an die Gruppe) Ich hatte in der Stunde den Impuls, die Frau körperlich zu schütteln oder ihr links und rechts ein paar hinter die Ohren zu schlagen, damit sie wieder da ist. Also etwas, was er überhaupt nicht tut.

S.: Ich spüre den Impuls auch, aber frage mich, wie man das mit ihm einüben könnte: vorsichtigere Formen der Gegenwehr.

Eine ältere, erfahrene Beraterin: Noch nicht! Er ist nicht so weit. Wenn das in seiner Kindheit schon so war, dass die Mutter brutal gegen den Vater vorgegangen ist, dann ist bei ihm atmosphärisch schon etwas dagewesen: Wenn ich so bin wie jetzt, mich nicht wehre, dann hat er sich mit dem Vater gut und nahe gefühlt. Und deshalb kennt er diese Situation. Deshalb verstehe ich: Wenn er diese brutale Frau quasi geduldig eingeatmet hat, dann hat er mit dem Vater ein gutes Verstehen gehabt.

S.: Er hat Mitleid, Trauer und Verachtung. (Ich weiß nicht mehr genau, was ich damit meinte: Er hat diese Gefühle lange in sich angesammelt, ohne doch wütend werden zu dürfen.)

R.: Vielleicht wäre es auch eine Möglichkeit, noch einmal zu schauen in der Familie, ob er sich nicht manchmal heimlich gewünscht hätte, wie der Vater reagieren könnte oder was er bei anderen Vätern staunend wahrgenommen hat.

E.: Ja, bei Nachbarn oder Onkeln (begeistert, sehnsüchtig).
Mein anderer männlicher Berater (kalt zornig): Man könnte auf die Idee kommen, die Frau zu bestrafen. Der Mann müsste eigentlich hingehen, sie einweisen lassen und seine Kinder schützen … aber der ist so weit entfernt, das zu thematisieren oder die Frau zu verhauen, er gibt sich immer versöhnlich, sodass er solche Fantasien gar nicht hat. Das ist erstaunlich, da kann man doch darüber reden, ob die Frau nicht psychisch krank ist und dass sie vielleicht den Kindern krass schadet. Einweisen, um die Kinder zu schützen!

S.: Man könnte ihn fragen, ob er manchmal denke, dass die Frau krank ist.

E.: *Meinen Sie krank im Kopf?*
(Gelächter in der Gruppe. Es wirkt wie eine Entlastung, das Problem so zu lösen, dass die Frau verrückt oder krank ist. Aber da alle ausgebildete Berater sind, fällt diese Möglichkeit natürlich aus, auch wenn sie atmosphärisch manchmal durchschimmert.)

S.: Jetzt wird's lustig.

Ältere Beraterin: Die ist komisch.

E.: *Oder meinen Sie, dass die einen Sprung in der Schüssel hat?*
(Gelächter)
Sie hat es nicht verkraftet. Mit der Schwangerschaft, das ist so oft ein Thema.

Berater: (aggressive Fantasien einbringend) Hat er sie mal in den Bauch getreten in der Schwangerschaft? Dann könnte man sagen:»Sie sind jetzt schuld!«Ich könnte dann verstehen, dass die Sie rausschmeißt. Aber selbst wenn das nicht der Fall wäre: Warum müssen Sie denn jetzt dafür bezahlen, werden in den Speicher geschickt, weil ein Embryo gestorben ist. Ich werde richtig wild, dieses ewige Verstehen, äh!!

S.: Also: (Ich versuche die eben geäußerten Gefühle zu raffen.) Ich bin wütend, und Sie sind lahm und nicht wütend.

E.: *Es ist eben überhaupt nicht leicht, die Frau hat sich doch gefreut auf die Zwillinge, und dann stirbt da was, das hat sie aus der Bahn geworfen. Und ich wäre der verständnislose Ehemann.*

R.: *Was mich so wütend macht, dass Sie seit drei Jahren dafür bezahlen. Habe ich etwas nicht mitgekriegt?*

E.: *Bezahlen und bezahlen: In der Ehe ist es nun mal so, dass es mal schwie-*

rige Zeiten gibt. Ich kann doch nicht sagen: So, schwierige Zeit, keine Lust mehr zu bezahlen, ich mach den Absprung.

S.: Wir wollen ihn heute nicht knacken (aufgehelltes Gelächter). Sie (Beraterin) werden mit Geduld vorgehen und schauen: Wo steht er, woher kommt er? Wir können seine Frau nicht verändern, nur ihm helfen. Wir müssen ein bisschen auf die Zeit achten. Können wir die Szene beenden? Einfach noch ein paar Assoziationen: Was könnte mit der Frau los sein, dass sie so böse nach außen ist, schlagartig, wenn der Mann auftaucht, und was ist mit ihm los?

B.: Ich habe bei ihm etwas gespürt: Wenn er über die Kinder spricht, das berührt mich; bei ihr nicht, da ist bei mir nichts zu spüren.

E.: Ich möchte in der Rolle nicht mehr drin bleiben. Ich weiß ja, dass er Schuldgefühle hat – er tritt ihr in den Bauch – irgend so was, das muss nicht so gewesen sein ...

S.: Es ist ja die zynische Bemerkung von ihr gefallen, er habe »seinen Schwanz reingehängt« und deshalb habe er keine Beziehung. Das ist ja furchtbar: Seine Sexualität dient höchstens noch zum Zeugen ...

Andere Beraterin: Ich hatte furchtbar aggressive Gefühle, allein bei dieser Vorstellung: dann ist er ja so ... auch bei anderen Sachen gespalten ... (unverständliches Durcheinandersprechen). Er versperrt sich was durch seine Art ...

B.: (wie zur Beruhigung und um Fakten hineinzubringen) Die Zwillinge waren zweieiig, der zweite war also vier Wochen jünger, sie hatte noch einen Zyklus nach der ersten Befruchtung, ein zweites Ei ...

S.: Im Zusammenhang mit der Bemerkung: Du hast nur deinen Schwanz reingehängt, das sagt doch was über ihre Wut, über ihre Ablehnung, ... Wenn sie das Gefühl hat, dass er die Katastrophe mit dem zweiten Beischlaf ausgelöst hat, das würde sie immer daran erinnern ... da könnte was sein ... Über Sexualität haben wir noch gar nicht gesprochen; wir haben nur gesehen, wie tief der Mann mit seiner milden Art verhaftet ist. Unglaublich zögerlich, ohne die Möglichkeit, sich zu wehren. Außerdem: Kinder entstehen nicht, wenn man seinen Schwanz nur reinhängt. Es kann also auch sein, dass sexuell etwas sehr schief gegangen ist.

R.: Ich habe ihn als aufgeregt erlebt, nur aufgeregt. In der Stunde mit der Frau musste er aufs Klo gehen, am Anfang ja auch. Ich hatte nicht den Eindruck, dass er weggeht, um auszuweichen ...

Kommentar

Der Bericht endet etwas abrupt, die Beraterin schien aber mit der Beendigung einverstanden und fühlte sich einigermaßen vorbereitet auf die nächsten Einzelstunden mit dem Mann.

Man könnte die Inszenierung als eine diagnostische ansehen: nach der Zweier-Sitzung insgesamt, und nach der ersten Einzelstunde. Er scheint ein starkes soziales (berufliches) Ich zu haben und ein schwaches, in ein fast sado-masochistisches Arrangement verstricktes. Es handelt sich also um zwei völlig verschieden entwickelte Persönlichkeitsanteile, für die ein Arbeitsbündnis erst entwickelt werden muss. Die Zeit reichte nicht, um mit den »induzierten Spontanphänomenen« (Hermann Argelander) umzugehen. Außerdem ist es schwer auszumachen, wer der Patient ist: die Ehe, die Frau, der Mann, die Familie. Da er allein kommt und dringend Hilfe anmahnt, scheint er der Patient, und vieles an seiner Rolle scheint mehrfach vererbt zu sein. Der Prozess wird von ihm sicher Geduld erfordern, weil seine Frau die Kooperation ablehnt und außerdem gebunden ist in ganz konträren Sicherungssystemen. Ein Arbeitsbündnis muss sich also erst langsam entwickeln, bevor es gelingt, die psychischen Erbschaften und die akuten Ängste zu entwirren. Noch scheint er in fast symbiotischer Form an der Frau zu hängen und vor lauter Katastrophenangst keine Bewegung mehr vollziehen zu können. Letztlich erhebt sich die Frage, ob ihm mit einstündiger Beratung wirklich zu helfen ist oder ob er nicht eine tiefer greifende Psychotherapie braucht, um zu verhindern, dass der von der Beraterin ausgehende Veränderungsdruck überhandnimmt

Einige Wochen später berichtet mir die Beraterin, der Klient habe nach zwei weiteren Stunden abrupt aufgehört. Dabei sei er doch ermutigt und zuversichtlich weggegangen, nachdem sie ihm Formen der Selbstbehauptung seiner Frau gegenüber vermittelt habe. Gemeinsam finden wir heraus, dass sie ihn massiv überfordert hat in ihrem Bemühen, ihn aus seiner demütigenden Lage rasch herauszuführen.

10.

Ein Mann sabotiert sich selbst

Der Supervisand ist ein erfahrener Analytiker, der mit seinem Patienten nach drei Jahren Analyse in eine gewisse Stagnation geraten ist, die gelegentlich mit Gefühlen von Resignation und Wut verbunden ist. Er berichtet in der Gruppe.

Therapeut (T.): Ich habe einen Mann in Therapie, jetzt sind wir so etwa bei der 225. Stunde, er kommt zweimal die Woche, er ist 44 Jahre alt. Sein Hauptthema ist, dass er sich selbst sabotiert. Er ist Sohn eines höheren Beamten und stand immer unter dem Druck, der Sohn dieses öffentlich sichtbaren Beamten zu sein. Er sollte eigentlich Priester werden, und das war seine erste Verweigerung, dann sollte er Gärtner werden, das war die zweite Verweigerung, dann hat er die Schule abgebrochen, sich im zweiten Bildungsweg doch noch zum Studium durchgekämpft und ging dann doch in Richtung Gärtnerei, nämlich Landschaftsgärtner. Hier hatte er das Pech, wieder eine Stelle zu bekommen bei einem ähnlichen Beamten vor der Nase, und da wiederholte sich der Kampf mit dem Vater. Er bekam mehrere Abmahnungen, von denen er sagte: Wenn mich jemand tadelt, dann gebe ich ihm recht. Er hat die Abmahnung ignoriert und hatte auf einmal seine Entlassung, die so unrechtmäßig war, dass der Amtsleiter oder die Stadt ein Verfahren gegen ihn verlor. Mithilfe der Freundin des Patientin, die sachkundig war, wurde das erfolgreich durchgekämpft. Er versank trotzdem in eine gewisse Lähmung, verbrauchte die Abfindung, wälzte viele Pläne, spekulierte auf das Erbe, das ihm vielleicht vorzeitig ausbezahlt würde, vermied auch das, weil er Streit fürchtete. Ein Hauptthema:»ich möchte gefunden werden«, auch von mir.

Supervisor (S.): Sie sagten, er sollte Priester werden. Aus was für einem Elternhaus kommt er?

T.: Streng katholisch. Da seine Geschwister offensichtlich nicht dazu geeignet waren – es war hauptsächlich die Idee der Mutter –, war er das

Opfer dieser Hoffnung. Er ist mittleres Kind von fünf Geschwistern. Schließlich hat er sich entschlossen, sich selbstständig zu machen, und da wiederholte sich das: Nach vergeblicher Stellensuche gründete er ein Büro für Landschaftsplanung, das läuft langsam an, aber immer mit der Gefahr, dass er etwas macht, was er schon als Angestellter machte: Weil seine Arbeit ja doch noch nicht gut genug sein könnte, lässt er sie lieber liegen. Deshalb hat er oft Termindruck, es ist, als ob er provoziere, dass es nicht gut wird. Er wundert sich dann, wenn seine Arbeit doch noch angenommen wird. Er betätigt sich auch politisch in Umweltfragen und wundert sich, dass die andern auf ihn hören. Er kommt immer pünktlich, zeigt sich sehr dankbar, dass er kommen kann, versucht auch, meinen Garten zu begutachten, um wenigstens an einem Punkt mir überlegen zu sein.

S.: Er hat das Gefühl, noch nicht ganz gefunden zu sein, auch nicht in der Analyse?

T.: (hat zunächst Mühe, die Frage auf sich zu beziehen) Aha, ... ich habe nie darauf reagiert, dass er sich von mir finden lassen müsste ... es genügt, dass ich ihm so zugewandt bin und ihn fühlen lasse, dass ich ihn akzeptiere, auch sein Versagen, sein Nicht-Handeln.

S.: Mir scheint, er hat halbbewusste Fantasien, was das bedeuten würde (gemeint: gefunden werden). Er fühlt sich in einer bestimmten Weise noch nicht erkannt. Da können Sie so gut sein wie Sie wollen, wenn ein wichtiger Teil noch fehlt und noch nicht gefunden ist, dann kann er auch noch nicht ganz gedeihen. Vielleicht können wir überlegen, was für ein Teil das sein könnte ... Sie haben mit ihm noch nicht szenisch gearbeitet?

T.: Nein. Ich habe es versucht, aber er sagt (seufzend in Identifikation mit dem Patienten): Das kann ich nicht.

S.: Das geht vielen Patienten so, dann kann man ihnen helfen, zum Beispiel mit Vorformulieren oder Vorausformulieren: Was wäre, wenn er vor der Mutter steht? Was würde er fühlen? Ich finde es bodenlos, wenn eine Mutter ihren Sohn zum Priester bestimmt, da können die katholisch sein, wie sie wollen. Da sehe ich ein eigenes Problem mit Gott, er hat sicher eine Beziehung zu Gott gehabt und versagt auch vor der Mutter, versagt er auch vor Gott?

T.: Er hat den pflichtgemäßen Kirchgang so lange mitgemacht, bis er etwa 15 war, dann hat er sich verweigert.

S.: Das ist wichtig, aber es sagt noch nichts über seinen Kinderglauben: dass man Gott gehorchen muss, dass man seine Seele Gott weihen kann. Wenn die Mutter eine intensive Beziehung zu Gott oder der Kirche hat, dann passiert das immer mal wieder. Man kann das natürlich verbal ansprechen … Zunächst einmal: Was sind seine Größenfantasien? Vor allem beim Gefunden-Werden?

T.: Er spielt sich ja immer herunter. Mein Analytiker hat einmal gesagt: Mach dich nicht so klein, so groß bist du nicht. Das war eine harte Nuss. (Gelächter in der Gruppe) Er hat sich übrigens frühzeitig sterilisieren lassen und laboriert, seit ich ihn kenne, an der Frage: Heirat und ein Kind adoptieren. Sie möchte, dass er sich entscheidet, aber es verläuft sich wieder.

Teilnehmerin: Da ging ja auch etwas verloren bei der Sterilisation; eine Perspektive. Was tut er sich an, was schneidet er sich ab? Das ist ja schrecklich. Vielleicht steckt da noch der Priester drin.

T.: Er begründet es mit seiner eigenen »schlechten« Herkunftsfamilie, »ich könnte selbst nur ein schlechter Vater werden. Auf keinen Fall eigene Kinder!«

S.: Er verweigert sich ja auch der Frau. Man könnte das ja rückgängig machen. Er müsste eigentlich zu mehreren Personen sprechen, da sind sicher gestaute Gefühle … Mit seiner Ausbildung und Tätigkeit hat er ja seine Familie, auch den Vater, überholt?

T.: Ja.

S.: Und trotzdem ist der Vater noch so ein dicker Brocken.

T.: Eine Vermutung von mir ist: Um den Vater doch nicht zu überholen, verurteilt er sich zur Erfolglosigkeit. Das habe ich ihm als Deutung angeboten. Er sagte, wie immer in solchen Fällen mit einem Lächeln: Das ist ein sehr interessanter Gedanke. (Gelächter) Ich bin manchmal sehr wütend auf ihn.

S.: Die Behandlung scheint zu stagnieren. Mir wird auch deutlich: Der Worte sind genug gewechselt. Deshalb plädiere ich für Inszenierung, die auch vorwiegend verbal vor sich geht, bei der aber die festgefahrenen Affekte wieder ins Spiel kommen können.

S.: Ich glaube, es ist höchste Zeit, dass wir ihn einmal einer Figur gegenüberstellen. Er kann sehr gut zuhören und sagen: Interessant, interessant. Ich mache es gleich ziemlich wuchtig: Wollen wir probieren, dass Sie in die Rolle des Patienten gehen?

T.: Jjjjjjjjja, (sehr zögerlich).

S.: Das hört sich nicht sehr begeistert an. (Gelächter) Im großen Raum der Kollegin, bei der wir arbeiten, gibt es ein großes, abstraktes Gemälde über einer Kommode, die wie ein barocker Altar aussieht. Ich bitte den Kollegen, sich in einem gewissen Abstand davor zu setzen und sich vorzustellen, er sitze vor Gott (heftiges Durcheinanderreden, wie bei einer gewissen Aufgeregtheit; Gelächter, wie um eine Befangenheit zu übertönen). Eine Teilnehmerin sagt: Sie können froh sein, dass Sie nicht hinknien müssen. Dann erwartungsvolle Stille. Der Kollege schweigt vor dem Andachtsbild.)

S.: Was passiert? ... Ich helfe einmal mit einem Satz für den Patienten (in Gestalt des Kollegen): »Ich bin nicht dein Diener geworden.« Schweigen,.

T.: (zu Gott) *Mit dir habe ich zum Glück nichts zu tun.*

S.: Ich leihe Gott meine Stimme: Ich sage als Gott: »Da täuschst du dich.«

T.: (Schweigt längere Zeit, muss sich erst an seine Rolle gewöhnen und die Identifizierung mit seinem Patienten vertiefen. *Ich weiß auch, dass das falsch ist. Jene, die dich vertreten haben, mit denen habe ich keine guten Erfahrungen gemacht, überhaupt keine. Wie soll ich dann mit dir auskommen? Indem ich mir einfach erlaube, dich nicht wahrzunehmen, so tue, als ob es dich nicht gäbe.*

S.: Gott sagt: Denk an deine Kindheit.

T.: *Die war schlimm genug. Wenn du dahintersteckst, dann ist es ein Grund mehr, nicht mehr an dich zu denken.*

S.: Ich wohne in dir.

T.: Versteht nicht, deshalb die Wiederholung: Ich wohne in dir (langes Stöhnen von S.).

T.: *Auch das will ich nicht wissen. Vielleicht bist du der, der mich blockiert. Dann allerdings würde ich merken, dass du in mir wohnst. Bist du der, der mich blockiert?*

S.: »Du hast mich verraten.«

T.: *Ach, deshalb werde ich bestraft!. Ich bestrafe mich in deinem Auftrag. So vielleicht?*
(längeres nachdenkliches, ja betroffenes Schweigen)

S.: »Du hast auch die Mutter enttäuscht.«

T.: *Ihr habt mich enttäuscht. Sie als erste. Sie hat mich nie vor dem Vater be-*

schützt. Und immer dafür gesorgt, dass wir still sind und uns vor dem Vater fürchten. Ich möchte wissen, auf wen ich mich verlassen kann.

S.: »Auf mich, wenn du gehorchst.« Ich versuche, den Prozess durch Provokation voranzutreiben.

T.: *Und wie soll ich deinen Gehorsam unterscheiden von dem, den ich andressiert bekam?*

S.: *Eltern soll man ehren.*

T.: *Den Satz kann ich überhaupt nicht leiden. Ist das nicht ein Freibrief für die Eltern? Sie können machen, was sie wollen, ich soll sie ehren.*

S.: *Als Priester würdest du heute ganz anders dastehen.*

T.: *Ich weiß nicht, vielleicht würde ich genauso fürchten, dass einer merken könnte, dass ich nicht richtig Priester bin.*

S.: *So geht es vielen, das macht nichts.*

(schweres Stöhnen, der Patient ist sehr präsent im Kollegen)

T.: *Vielleicht möchte ich auch von dir, Gott, gefunden werden. Ich weiß nur nicht wie.*

S.: (immer noch als Gottes Stimme): *Du darfst den drohenden Gott aufgeben.*

T.: *Und wie kann ich das?*

S.: *Finde Zugang zum liebenden Gott.*

T.: *Das wäre schön. Da gibt es ja immer die Gefahr vor dem, der Stellvertreter war und der auch nicht liebt. Wie soll ich wissen, wie ein Vater liebt?*

S.: *Du darfst mir die Gestalt geben, die du brauchst.*

T.: *Das wäre schön, wie macht man das? Wie kann ich ihm die Gestalt geben, die ich brauche?*

S.: *Das werden wir gleich sehen. Du darfst dich mit deinem Kissen auf die Kommode, den Altar setzen.*

(Es entsteht ein wenig Unruhe, bis die Kommode frei geräumt ist, ich erkläre dem erstaunten Kollegen, dass er jetzt in die Rolle Gottes gehen soll, der auf den Patienten niederschaut. Leichte Beklommenheit bei der Gruppe.)

S.: *Gott hat alles gehört, was sagt er? Eine Antwort auf das Bedrohende.*

T.: (nach langem, ernstem Schweigen) *Ich bin der, der dich immer geliebt hat. Du hast zu viele andere Stimmen gehört. Deshalb hast du mich überhört. Ich bin nicht der, den sie dir vorgeführt haben. Du bist auch für mich nicht der, der du für die anderen sein solltest. Wenn du mich hörst, verblassen die anderen. Du wirst auch die noch entdecken, die dich nicht*

hassen, sondern lieben. Manchmal hast du schon ein Ohr dafür gehabt
für die, die dich lieben. Und dann hast du es nicht geglaubt. Du hast es
doch leicht, du kannst mich in jedem Grashalm finden, so gut wie in dir
selbst.

(Die Gruppe hört jetzt aufmerksam, fast andächtig zu.)

S.: *Darf ich etwas sagen?*
(mit der Stimme Gottes): *Du bist mir gegenüber nicht in Schuld.*

T.: (In der Rolle Gottes zum Patienten) *Ich bin nicht der, der an Schuld*
denkt. Dazu habt ihr mich nur gemacht.
(schweres Atmen, Pause).

Teilnehmerin: *Das hört sich gut an.*

T.: Ich frage den Kollegen, ob wir es damit belassen können. Er bejaht
und steigt vom Altar herunter. Es kommen noch einige persönliche
Kommentare der Teilnehmer, die eigenes Gotteserleben ansprechen.

Kommentar

Mir scheint, der Kollege kann jetzt einen bisher unbekannten Ort mit dem
Patienten aufsuchen, in dem er sich, vielleicht gegen Widerstände, erkannt
oder gefunden fühlen mag, nämlich in seiner religiösen Biografie, in seinen
Schuldgefühlen gegen Gott und die Mutter, in einem unbewussten Motiv
für sein Versagen, seine Auflehnung, seine Angst vor dem Erfolg. Erstaun-
lich ist immer wieder die Kraft der Identifikation mit dem Patienten, der
fast leibhaftig anwesend schien, mindestens in den Anteilen, die der Kollege
in sich aufgenommen hatte, wenn auch unbewusst; das heißt, die Inszenie-
rung fördert auch eine unbewusste Kenntnis des Therapeuten vom Pati-
enten zutage.

11.

Der Therapeut ist schachmatt

Die Einzelsupervisionsstunde mit dem Therapeuten, Herrn W., ist dadurch gekennnzeichnet, dass Rollenspiel und Inszenierung nur vorgeschlagen und ausfantasiert, nicht agiert werden, mit der Überlegung, ob der entsprechende Patient zu solchen Dialogen in fruchtbarer Weise in der Lage wäre. Der Kollege hat mit dem Patienten bereits positive Erfahrungen in dieser Richtung gemacht, ist aber in der letzten Therapiestunde an einer noch nicht verstandenen Stelle stecken geblieben. Die Therapie läuft, meist einstündig, seit etwa vier Jahren.

Therapeut (T.): Ich möchte heute über eine Situation in einer Sitzung sprechen, in der ich mir schachmatt vorkam, ohne dass der Klient in die Richtung taktiert hat; mir ist da ein Hilfsmittel weggerutscht. Er ist 52 Jahre alt, hat ein Alkoholproblem, ohne schon Alkoholiker zu sein, ist verheiratet, drei Kinder. Überschattet ist seine ganze Kindheitsgeschichte durch seinen Vater, der Kriegsversehrter ist, die Familie hat einen Bauernhof, aber der Vater selbst war sehr schwach, war Alkoholiker. Der Klient war der älteste Sohn, auf ihm ruhte daher die Last, den Hof zu übernehmen, was er nicht gemacht hat. Dafür hat er vielleicht »bezahlt«, insofern er mit 20 einen Unfall hatte, ein Auge verlor; er wollte studieren, um da rauszukommen.

Supervisor (S.): War der Unfall selbstverschuldet?

T.: Das weiß ich nicht. Ich wollte am Anfang nicht gleich dahin schauen. Er hat sich mit dem Leiden des Vaters sehr identifiziert. Eine Anregung aus unserer letzten Supervisionssitzung war, mehr nach der Mutter zu schauen, was auch immer wieder geschehen ist. Nach der Sommerpause gab es zwei Entwicklungen: Zum einen ist er seelisch kräftiger geworden, es ging um Aufbruch, zu einer Kraft, die er bisher gar nicht kennt, die auch im Erleben mit seiner Frau deutlich wurde, wo er seine Ansichten und Wünsche vertreten hat, aber das ging auch wieder zurück, und er klagt, dass er abends wieder häufiger trinkt, zwar nur ein Bier, aber davon ist er erledigt am nächsten Tag. Danach gab es zwei oder drei sehr intensive Sitzungen, wo es um Alkohol ging, da habe ich auch eine Aufstellung gemacht mit Vater, dem Alkohol, ich weiß nicht mehr, was das dritte war (die Mutter fehlt), und jetzt vor zwei Wochen war es … da war noch einmal die Mutter sehr präsent, und sie stand im Raum; hinterher wurde deutlich: mit der Mutter war es so, dass er kein Recht hatte, Bedürfnisse zu haben, das war ein Verbrechen an ihr, sie war überlastet: zum einen der kriegsversehrte Vater, deshalb den Betrieb zu übernehmen, und dann, als er noch ein Säugling war, nach seinem ersten Jahr, kam schon der Bruder. Aus dieser Situation habe ich ihn einmal der Mutter gegenüber sitzen lassen, und wie ich Albert Pesso verstanden habe, wollte ich der Mutter eine ideale Begleitperson geben, er hat sich ja vollkommen zurückgenommen, um die Mutter zu retten. So weit ging das auch gut, dann hat er als ideale Person seine Urgroßmutter gewählt, die Großmutter seiner Mutter, ein ganz schwieriges Verhältnis. Aber die Urgroßmutter, so sprach immer wieder die Mutter, war »ganz toll«. Tragisch ist nur, dass diese Urgroßmutter zeitgleich mit seiner Geburt gestorben ist. Damit, so die Mutter, sei ihre ganze Hoffnung gestorben, verloren gegangen. Sie war eine Stütze, und er hat es für sich auch erlebt, sie war die ideale Urgroßmutter, und mit seiner Geburt ging die ganze Hoffnung verloren. Und in der Situation habe ich mich ein Stück überfordert gefühlt. Was mache ich jetzt damit? Einen Augenblick schien auch in ihm ein Stück Hoffnung aufzukommen, aber als die ideale Figur sich als die reale (wenngleich unbekannte) Urgroßmutter erwies, ist er ein Stück zusammengesunken. Diese Stelle würde ich mir gern anschauen … Als ich dann gegen Ende meine Hand an seinen Rücken legte, hat ihm das sehr gutgetan, und er konnte sogar sagen: ein bisschen sanfter, und das habe ich gemacht, und davon war er total berührt, weil er meinte, wenn er das erbittet, dann würde ich ihn ablehnen. Sein Thema: Wenn er ein Bedürfnis äußert, gibt es eine Ablehnung. Es war also noch ein guter weiterer Verlauf.

S.: Kann er denn zu symbolisierten Personen sprechen?

T.: Ja, das kann er.

S.: Ich würde sagen, es darf sich nicht um reale Personen handeln, die man in die ideale Rolle bringt. Natürlich besteht die Neigung, zuerst einmal eine positive reale Person zur idealen zu machen, so zum Beispiel die Urgroßmutter, die reale ist ja gestorben, aber eine reale Person, die traumatisiert einen nicht durch den Tod bei der eigenen Geburt, sondern die ist für das Kind da. Was würde eine ideale Person dem Kind geben? Welche Person sollte denn ideal für das Kind sein?

T.: Ich hatte zuerst an etwas Freies, nichts Reales gedacht.

S.: Lassen Sie uns nach der idealen Mutter schauen, die hat nichts von der realen, sie ist nicht überlastet, sie braucht ihn nicht, und sie kann sich ihm ganz zuwenden.

T.: Das macht Sinn, das war mir von der Vorgabe nicht ganz klar. Zuerst war ich erleichtert, fand es toll, wenn es sogar real so jemanden gegeben hat.

S.: Die ideale Mutter ist ein Mythos, eine Konstruktion, nicht wie die Urgroßmutter; die war für die Mutter gut, hat aber mit ihrem Tod deren Hoffnung zerstört. Also ist sie für ihn doch eine negative Figur, denn das positive Bild hat er nur durch die Aussagen der Mutter, für die Familie war es Trauer und Depression. Sie ist, obwohl die Mutter von ihr geschwärmt hat, als reale Person nicht hilfreich.

T.: Ja, das macht Sinn.

S.: Nicht alle Patienten sind fähig, mit der idealen Mutter etwas anzufangen, und Sie haben ja mit Recht gesagt, man müsste der Mutter einen idealen Beistand geben, damit sie ihn nicht so sehr braucht. Ich würde es mit einer idealen Mutter probieren, deutlich getrennt von den realen Personen. Und was würde die ideale Mutter ihm geben? Wie würde sie seine Bedürfnisse erkennen und anerkennen? Sie könnten ja der idealen Mutter Ihre Stimme leihen und sagen: »Ich sehe dich, ich finde es gut, dass du Bedürfnisse hast, ich versuche sie zu erfüllen, du musst nicht für mich sorgen.« Das kann man sich ja vorher überlegen, was er braucht. Der positive Beistand bei der Mutter sagt: »Ich sorge für die Mutter. Du musst dich nicht um sie sorgen. Und ich schaue auf dich mit Wohlwollen, Zuversicht und Fürsorge.« Was müsste sie gerade zu ihm sagen? Der Klient könnte es auch selbst sagen, was er braucht: eine gesunde Mutter, die nicht in der Arbeit aufgeht, die nicht sofort trotz ihrer Überlastung wieder schwanger wird, und Ähnliches, und die ihn auch, falls nötig, vor dem Vater schützt.

T.: Der hatte später ein Liebesverhältnis mit einer anderen Frau und hat die ganze Familie enterbt, das war eine heftige Geschichte, da ist eine Menge an Wutpotenzial.

S.: Gestärkt durch die ideale Mutter könnte er auch zur realen sprechen … er könnte ihr irgendwann sagen: Ich sehe, wie arm du dran warst; dass du mir nicht mehr geben konntest, dass du unter dem Vater gelitten hast, dass du zu viel Arbeit hattest, aber ich kann das nicht tragen. Dort steht jemand, der für dich sorgt. Das sind waghalsige Konstruktionen, aber es funktioniert, es hilft gegen die Rollenübernahme durch die Patienten dort, wo eigentlich ein Loch in der seelischen Versorgung war. Ich kann Ihnen einen Aufsatz meiner Kollegin Almuth Roth geben, wo sie über Pesso in der Einzeltherapie schreibt.

T.: Eine komplizierte Sache kam noch dazu: Seine Mutter, das fiel ihm gerade ein, ist schwer erkrankt, ist gerade in der Klinik und bräuchte ihn dringend. Die Realität stürzte also stark herein, der Vater ist seit vielen Jahren tot.

S.: Und wer sorgt für die Mutter?

T.: Sie ist nicht weit weg. Mit Sorgen ist es schwierig.

S.: Also fühlt er sich verpflichtet?

T.: Einerseits ja, andererseits fühlt er große Distanz. Er spürt wenig Nähe.

S.: Er könnte zu ihr sagen: Ich kann dir nicht helfen, du musst dein Schicksal tragen. Hellinger würde sagen: »Ich verneige mich vor deinem Schicksal.« Wie oft sehen Sie ihn?

T.: Einmal die Woche, selten 14-tägig.

S.: An welchem Punkt haben Sie sich ohnmächtig gefühlt?

T.: Das ist mir jetzt sehr klar geworden. Ich habe nicht aufgepasst, dass die reale Urgroßmutter, die selber nur eine Art Heiligenbild war, in die ideale Figur gerutscht ist. Jetzt verstehe ich, an was es gescheitert ist. Da wusste ich einfach nicht mehr weiter.

S.: Real war sie für ihn ohne Bedeutung, umso mehr als Mythos, durch die Erzählung der Mutter. Es wäre denkbar, dass er auch einmal zur Urgroßmutter spricht, dann könnte er sagen: »Urgroßmutter, ich kenne dich nicht, aber ich glaube, ich verdanke dir etwas«, dann kann er sich mit diesem guten, über die Mutter überlieferten Teil identifizieren. »Ich stamme von dir, ich habe deine Gene in mir«, und zur realen Mutter könnte er sagen: »Ich bin auf der Schwelle, wo es mir gut geht. Ich habe noch gezögert, weil ich nicht weiß, ob ich es darf: Aber ich will dir sagen: Ich will besser leben.« (Der Kollege lobt mich wegen meiner gelungenen Worte, z. B. »die Schwelle, auf der es mir gut gehen kann«. Das spreche ihn sehr an. Denn das sei das Thema des Patienten.)

T.: Es könnte ihm gut gehen, und dann gibt es wieder den Sog, Krankheit oder Alkohol … und zum Dank an die Urgroßmutter: weil er die Gene hat.

S.: Ich vermute, dass die Mutter ihm noch etwas vermitteln konnte vom Geist ihrer Großmutter. Denn wenn das eine so tolle Person war, dann hat die Mutter etwas weitergegeben.

T.: Was für ihn am deutlichsten erlebbar war, das war die Trauer, dass sie gestorben ist. Das macht Sinn, jetzt habe ich das Rätsel verstanden, an dem ich so geknabbert habe … da steht ja noch so viel an … auch die Vater-Enterbungs-Geschichte, die ist mir entglitten, wir waren mehr auf dem Weg zur Mutter hin.

S.: Viel zu geben hatte der Vater nicht, obwohl Alkoholiker manchmal auch sehr warmherzig sein können …

T.: Das Leid hat er ihm mitgegeben.

S.: Das einzig Gute, was er ihm hätte geben können, war das Geld. Viele Väter sagen, ich habe doch für euch geschuftet, Väter, die nicht präsent sind. Euch geht es gut durch mich, das Einzige, was er hätte geben können, hat er ihm entzogen. Das finde ich gravierend, das ist ja wie ein Fußtritt gegenüber der Familie.

T.: Ich war auch ganz schockiert, als ich das gehört habe. Und in den Sitzungen war es sehr deutlich, dass der Vater seine ganze Lebendigkeit mit dem Alkohol zugedeckt hat. Und der Patient hat das vom Vater übernommen. Vor ein paar Stunden habe ich den guten Kern in ihm angesprochen, und da war es ihm möglich, sein Zentrum zu spüren, aber er wusste auch, dass der Vater einen solchen Kern hatte, aber den hat er zugedeckt, an den kam er nicht ran, der hat sein ganzes Körperempfinden zugedeckt, den Zugang zu seinem Innenleben.

S.: Was würde denn passieren, wenn er dem Vater sagt:»Ich habe das Alkoholproblem von dir geerbt«, mein Gedanke dabei ist, dass er einerseits das Erbe des Vaters ausschlagen kann, der Sohn könnte das Erbe verweigern, dann müsste er eine regelrechte Kündigung machen: »Vater, ich gebe dir Folgendes zurück: dein Leid ist deine Sache, dein Alkoholismus ist deine Sache, ich nehme dieses Erbe nicht an.« Das kann man auch feierlich gestalten …

T.: Das ist eine gute Idee. Ich hatte mit ihm schon einmal eine Sitzung, wo es ums Leid ging, nämlich das zurückzugeben, aber das ist noch nicht in der Tiefe geschehen. Vielleicht kann man das wie ein Ritual der Verweigerung handhaben. Ich muss aufpassen, damit ihm das alles nicht zu viel auf einmal wird, weil es so verschiedene Stränge gibt, dann könnte er durcheinandergeraten. So weit ist er noch nicht, dass er mal da, mal dort hinschauen könnte. Aber er hat schon ein gewisses psychologisches Verständnis …

S.: Haben wir vor Monaten davon gesprochen, dass er ein Therapietagebuch führen könnte?

T.: Er führt, mit Unterbrechungen, ein Tagebuch, neulich hat er es mitgebracht, er wertet es aber ab als sehr verkopft. Aber als er Teile vorlas, war ich sehr erstaunt, es war überhaupt nicht verkopft. So kenne ich ihn zwar, aber der Text war es nicht. Beim Lesen sind wir schon öfter ins Gefühl gegangen, raus aus dem Verkopften. Nach diesen Ausschnitten, die ich Ihnen gezeigt habe, wo würden Sie ganz spontan eher mit ihm hingehen? Zum Vater oder noch bei der Mutter bleiben?

S.: Wenn Sie sich einmal vorstellen: Er kommt rein, … ich würde ihn fragen: »Was ist Ihnen zur Zeit am nächsten?« Man könnte auch sagen: »Es gibt ein Stück Stagnation.« Oder Sie sprechen die Schwelle an oder sagen: »Sie sind ausgespannt zwischen Leidensbildern und Stärkung, und ich überlege, was Sie am meisten bindet in die Leidensrichtung.« Sie können aber auch anknüpfen an die letzte Stunde, »was ist Ihnen unklar und was würden Sie gerne klären«.

T.: Ich habe grad noch einmal über den Begriff der Schwelle nachgedacht: Was für die Mutter gilt, gilt auch für den Vater, will er sich von dem Leid verabschieden. Beim letzten Mal hatte er eine Woche lang keinen Alkohol mehr getrunken, und das falle ihm überhaupt nicht schwer, er braucht nur die innere Klarheit.

S.: Könnte er das einmal zum Vater sagen? Dann kommt vielleicht die Art der Bindung heraus. Er kann ihm sagen: »Vater, ich habe eine Woche lang nichts getrunken.« Und Sie fragen: »Wie fühlt sich das an, wenn Sie es dem Vater sagen?« Hoffentlich als Befriedigung. »Was würde der Vater sagen?« Ich vermute, wenn er in die Rolle des Vaters ginge – rein theoretisch –, dann wäre der Vater zweigeteilt: Er verliert die letzte Nähe zum Sohn, und er würde sich freuen. Ich mache es manchmal so: Den Vater kann man sich im Jenseits vorstellen, und er ist weiter gewachsen, gereift, was würde der heute zu ihm sagen? Ich hole manchmal solche Jenseits-Botschaften ab, das sind Botschaften von den gereiften Eltern: Was hat der Vater dort inzwischen verstanden? Was würde der vom Himmel herab zu seinem Sohn sagen? Ist der Patient katholisch? Sie wissen es nicht, fragen Sie ihn einmal, das ist schon wichtig, auch, ob er eine religiöse Geschichte hat, es kann durchaus sein, dass er auch zu Gott eine behindernde Bindung hat, also: Was würde der Vater aus dem Jenseits sagen? Und wenn er selber nicht draufkommt, würde ich für ihn sagen: »Du sollst leben! Mein lieber Sohn, bleib nicht in meinem Leid. Lebe du, was ich nicht konnte.«

T.: Ja. Ich erlebe es bei ihm wie bei anderen Patienten als eine Treue, dass er im Leid und im Alkohol bleibt. Dies als eine wichtige Verbindung zu ihm. Er vernachlässigt seine Eigenständigkeit. Längere Pause. Das ist es dann schon.

S.: Was ist sympathisch an ihm?

T.: Das Erleben: Er hat wirklich ein schweres Schicksal gehabt, und er hat es geschafft, das ein Stück weit zu bewältigen; gut, er war ein paar Jahre aus seinem Beruf, angestellter Architekt, ausgestiegen, weil es ihm zu viel war, aber er hat Frau und Kind, mit vielen Problemen und Schwierigkeiten, aber er hat sich dem Leben gestellt, sich eingelassen; er hat einen ganz guten Zugang zur Natur, dafür nimmt er sich Zeit, er ist wohl auch ein liebevoller Vater, manchmal überfordert, auch mit seiner Frau überfordert, ich habe auch zwei Mal eine Paarsitzung gemacht. Sie ist Sonderschullehrerin, eher verhaltenspädagogisch orientiert, und sie fand es problematisch, dass er sich auf so was, eine tiefenpsychologisch orientierte Therapie, einlässt, aber dann war sie doch angetan und beeindruckt von seinen Veränderungen, aber es bleibt ambivalent für sie … Deutlich als Thema ist auch seine Bedürftigkeit, die er mit den Eltern nicht leben durfte, und die ist für sie auch ein rotes Tuch, wobei sie in der zweiten Paarsitzung auch gesagt hat, sie wisse gar nicht, was da mit ihr passiert, aber es habe sicher mit ihrer Geschichte zu tun.

S.: Man könnte überlegen, dass Sie ihm etwas später ein Stück Regression erlauben, bei ihm stelle ich mir vor: Sie haben im zweiten und ersten Stockwerk seiner Seele gut gearbeitet, und im Keller, auf der Ebene der Bindungen an die Eltern, ist noch einiges zu tun; ich stelle ihn mir liegend vor und Sie sitzen daneben und geben ihm die Hand, weil er zu wenig primären Schutz und Geborgenheit hatte. Ich weiß nicht, ob er das kann, mit einem Mann die Hand zu halten, manche reagieren da erst einmal verächtlich …

T.: Wir haben auch schon mal im Liegen gearbeitet, als der Vater noch mehr Thema war, da ging das ganz gut, ich weiß gar nicht, wie wir wieder vom Liegen wegkamen, aber da können wir wieder einmal hingehen, das ist auch ein wichtiger Punkt für ihn. Es ist jedenfalls wichtig, ihn zu stärken, aber er kann auch deprimiert reagieren, wenn es nicht klappt. Ich sage dann:»Sie dürfen auch Rückschläge erleiden, auch mal schwach sein.« Es fällt ihm ganz schwer, damit umzugehen.

S.: Kommt es Ihnen uferlos vor, wenn Sie an Regression denken? Würde er zu viel regredieren?

T.: Das glaube ich nicht.

S.: Ich denke an eine kräftigende Vaterhand, die ihm auch geholfen hätte, nicht im Leid der Mutter zu versinken, im Leiden beider Eltern. Da sind Sie dann eine Idealperson, die ihm ein Stück Stärke und Geborgenheit vermittelt.

Kommentar

Von der sehr reichhaltigen Stunde nenne ich nur das Problem der Familienaufstellung, an dem der Therapeut hängen geblieben ist. Er hat versucht, Pesso-Arbeit zu machen, ohne deren Grundlagen ausreichend zu kennen. So hat er eine reale Person, die Urgroßmutter, die längst tot ist, versucht, in eine ideale Person zu verwandeln, und der Patient ist in sich zusammengefallen: Sie ist am Tage seiner Geburt gestorben, und die Mutter trauerte um sie. Obwohl die Mutter sie idealisierte, bedeutet ihr Tod doch ein Überschatten des jungen Familienlebens. Die Mutter braucht selbst einen idealen Beistand, um mit ihrem Elend fertig zu werden. Dadurch wird der Patient entlastet und aus dem Zustand der Parentifizierung entlassen. Zur Pesso-Arbeit s. mein Buch»Strukturen des Unbewussten«.

12.

Eine Welle der Brüderlichkeit

*Herr W., Familienberater und Körpertherapeut, sagt, er sei bereits nach der
ersten von drei Stunden so angetan gewesen von dem Patienten, dass er nur
durch meine Grippeerkrankung verhindert war, mich gleich um Beratung
zu bitten. Seine Zuneigung zu dem knapp 50-jährigen Patienten sei so
spontan gewesen, dass er sowohl erfreut wie irritiert war über seine Gefühle.*

Therapeut (T.): Der Patient hat mich bisher sehr beschäftigt, ich finde
ihn einen recht sympathischen, angenehmen Mann, und ich habe
gleich einen Zugang zu ihm gehabt. Ich berichte erst einmal von seinem Hintergrund: Er ist gerade in einer Krise, die ist auch der Anlass
für sein Kommen. Er war knapp 20 Jahre mit einer Frau zusammen,
davon zehn Jahre verheiratet. Ganz aktuell hat er sich getrennt und
eine neue Frau kennen gelernt, und es geht ihm alles viel zu schnell:
Er weiß nicht, woran er ist. Ein ganz wichtiger Faktor ist, dass vor einigen Monaten seine Mutter gestorben ist, alles hängt irgendwie zusammen, und er ist verwirrt. Sinnfragen werden durch den Tod der
Mutter aufgerührt, er will sich mit dem Sterben befassen. Beim ersten Termin hat er noch in einer Gartenhütte gelebt, weil er plötzlich
ausgezogen war: Er habe das Zusammenleben nicht mehr ausgehalten. Jetzt hat er eine Übergangswohnung gefunden. Er ist berufstätig
als Schreinermeister und ist zufrieden mit seiner Arbeit und der Auf-
tragslage. Von seiner Gemeinschaftswerkstatt hat er sich getrennt,
was ihn auch verunsichert hat, aber das ist keine Bedrohung für ihn.
Sein Vater ist gegangen, als er 16 war, der war 15 Jahre älter als seine
Mutter; er selbst hat einen drei Jahre älteren Bruder und einen mehrere Jahre älteren unehelichen Halbbruder, Sohn der Mutter. Über
diesen Halbbruder gibt es nur unklare Angaben in mehreren Ver-
sionen. Die Mutter hat erst wenige Wochen vor ihrem Tod eine
Krebsdiagnose bekommen, die Brüder haben sie noch eine kurze
Zeit pflegen können. Zum Vater hat er ein ganz spezielles Verhältnis;

er war ja 16, als die Eltern sich getrennt haben. Den Vater sah er danach nur noch wenige Male. Er besuchte ihn, um ihm seine Wut über sein Desinteresse in Form von Schlägen zu zeigen. Beim zweiten und letzten Besuch war der Vater bereits seit längerem tot. Der Vater war für ihn ein großes, negativ besetztes Thema. Aus Ablehnung der väterlichen Art wollte er auch keine eigenen Kinder. Er wollte eigenen Kindern nicht Ähnliches antun, es ging auch um Gewalt in der Beziehung, vielleicht auch gegenüber der Mutter. Jedenfalls war die Ablehnung des Vaters massiv und eben auch die des Vater-Werdens. Während der Beziehung zu seiner späteren Frau kam es dann aber zu einer Krise, weil klar war: Sie kann keine Kinder mehr bekommen. Das Ergebnis war, dass sie geheiratet haben. Wesentlich sei für ihn gewesen: Nicht um jeden Preis Kinder zu haben, sondern die Möglichkeit dazu. Das war vor zehn Jahren. Vor ein paar Wochen nun hat er eine andere Frau kennen gelernt, das beschäftigt ihn sehr, aber er will Zeit haben, sich genauer zu prüfen. Auch, ob das alles mit dem Tod seiner Mutter zusammenhänge.

Supervisor (S.): Was macht ihn so sympathisch?

T.: Er hat ein schönes Lachen, ein weicher, angenehmer Typ, ein sächsischer Dialekt, den finde ich ganz schön, er ist offen, nein, er trägt viel in sich, und er hat auch schon viel nachgedacht über sich, hat früher wohl auch schon Therapie gemacht, wovon ich noch nicht viel weiß. Er hat etwas Frohes in seiner Ausstrahlung. Mit seiner gerade verlassenen Frau macht er paartherapeutische Sitzungen, er will genauer hinschauen, aber macht deutlich, dass er getrennt ist und das Gemeinsame nicht mehr als bindend betrachten möchte. Es habe auch viel Lebloses in der Beziehung gegeben. Er sei aktiv, sie abwartend und reaktiv, Initiativen seien immer von ihm gekommen. Ein wichtiges Thema ist Trennung: vom Vater, jetzt von seiner Frau, von der Mutter, und er fühlt sich auch von seiner Lebendigkeit abgeschnitten.

S.: Wie war die Beziehung zu seiner Mutter?

T.: Da habe ich noch nicht genauer hingeschaut.

S.: Die hatte ja ein Schicksal: Der Mann lässt sie mit drei Kindern sitzen. Und das hat in der Familie sicher eine Vorgeschichte.

T.: Jetzt fällt mir etwas ein aus der Vorgeschichte: Die beiden Jungen haben die Mutter sehr unterstützt, den Vater wegzuschicken. Und zum

Teil war der Patient auch erleichtert über die Trennung. Der Vater war eine Belastung, hat auch getrunken, unklar, ob er wirklich Alkoholiker war. Er hatte auch viele Nebenbeziehungen, die Mutter hat gelitten, Stück für Stück haben die Söhne die Mutter bestärkt, es nicht länger zu tragen.

S.: Was könnten Ihre Fragen an mich sein?

T.: Ich spüre meine Sympathie und das Wohlwollen, aber auch ein inneres Empfinden, wie schnell ich einen inneren Draht zu ihm bekommen habe. Das bremst mich auch, das ist das Thema, was mich herführt: Da ist ganz viel Schönes, ich bin zum Teil erstaunt, ja überwältigt, wie schnell das spürbar war, bei manchen dauert es ein halbes Jahr, bis es in dieser Intensität so weit kommt.

S.: Könnten Sie mal zu ihm sprechen über Ihre Gefühle?

S.: Noch ein paar Sätze über ihn … ich hatte recht schnell Ideen zu ihm, wir könnten dahin und dorthin als Thema gelangen …

T.: Das sollten Sie ihm sagen!

T.: Das stimmt.

Ja, ich finde Sie recht sympathisch … es war gleich so ein Gefühl: Ein netter Mann, der da kommt, am Telefon hatte ich eher das Gefühl von etwas Kompliziertem, was es schwer macht, an Sie heranzukommen, aber Ihr Blick, Ihr Schmunzeln haben mich bewegt als etwas Angenehmes. Ich habe mich gleich wohl gefühlt, und es hat mein Herz ein Stück aufgemacht.

S.: Und da kommen Ihnen jetzt Zweifel?

T.: Ja, (zum Patienten):

Und da erlebe ich ein großes Durcheinander bei Ihnen, und ich finde es gut, dass Sie sich Zeit nehmen wollen zum Hinschauen. Das ist ja ganz schön heftig, vor allem der Tod der Mutter, die Trennung von der Frau, die neue Frau. Was war zuerst, die Trennung oder die neue Frau? Wie kann ich mit den vielen Themen umgehen? Soll ich Prioritäten setzen? Soll ich Sie kommen lassen, oder sind Sie darauf angewiesen, dass ich die Struktur setze und Impulse reinbringe. Da ist auch in mir ein großes Durcheinander. Einiges habe ich energetisch aufgenommen, aber Sie brauchen mehr als nur das Reflektieren, das wäre zu wenig, und es bietet sich an, mehr zu machen. Ich bin unsicher wegen der Schnelligkeit.

S.: Vielleicht können wir schauen, ob Sie in ein Stück Übertragung geraten sind, was ja unter Umständen auch produktiv sein kann. Was passiert in Ihrem Seelenhaushalt? Vielleicht geschieht etwas Brüderliches.

T.: Ich hätte es noch nicht brüderlich genannt, aber es stimmt. Ich spüre die Verbindung über die Vaterlosigkeit, weil mein Vater zwar real da, aber schwer zu erreichen war, und es hat bis zu meinem 40. Lebensjahr gedauert, bis ich einen seelischen Zugang gefunden habe, und weil ich phasenweise auch eine Riesenwut auf ihn hatte wegen seinem seelischen Abgetrennt-Sein.

S.: Da könnte man ein Stück Solidarität vermuten.

T.: (zum Patienten) *Solidarität, aber gleichzeitig auch ein Erschrecken, was Sie sich angetan haben mit der trotzigen Kinderlosigkeit. Es gibt diese brüderlich-männliche Sorge, aber ist das nicht viel zu schnell? Auch wenn ich verstehen kann, dass da bei Ihnen etwas nicht gestimmt hat und etwas fehlte. Und ich bin auch brüderlich froh, dass Sie langsam vorgehen wollen mit der Entscheidungsfindung. Mich rührt auch das liebevolle Sich-Zuwenden zur Mutter in ihren letzten Lebenswochen, weil auch meine Mutter gerade im Sterben liegt. Das Thema ist für mich sehr nahe ...*

S.: Gibt es neben den brüderlichen auch väterliche Aspekte?

T.: Nein. Das ist eine gute Frage. Die sind ein Stück gehemmt, höchstens vom Kopf her nicht, das war ein Aspekt in der vorletzten Stunde, wo ich ihm sagte, dass ich ihn vaterlos erlebe, und da hat er sehr zugestimmt. Aber ich erlaube es mir noch nicht, mich väterlich zu fühlen, Vater zu werden. Das ist ein Faktor.

S.: Wollen Sie einmal rübergehen auf seinen Platz, er hat alles gehört, und spüren, was er fühlt?

T.: Ich möchte erst noch einen Faden weiterspinnen und sagen: *Sie könnten einen Vater brauchen, der fehlt Ihnen, und ich bin gefangen in dem Brüderlich-Sympathischen, das wird mir jetzt klar, und zögere noch partiell, in die Vaterrolle zu gehen, partiell übernehme ich ja auch schon die Führung ...* (T. setzt sich auf den Platz des Patienten.)

»Patient« (P.) (zum Therapeuten, nach längerem Nachdenken): *Das ist ganz schön viel, was Sie gesagt haben. Ich habe grade eh so viel zu bewältigen. Ich bin ratlos, was wir mit den vielen Themen machen können. Ich bin eine Mischung aus erwachsenem Mann und kleinem Jungen. Und was Sie sagen mit dem Brüderlichen, das tut mir gut, aber ich kann noch nichts Rechtes damit anfangen. Es tut gut, dass Sie mich sympa-*

thisch finden; was die Vaterrolle angeht, weiß ich nicht, was ich damit will, der Vater ist ein heikles Thema. Teils spricht es mich an, dass Sie auch Vater sein wollen, aber es ist auch, oh, unangenehm. Ich weiß noch nicht, wie sehr ich ihn überhaupt zum Thema machen will.

S.: Er scheint sehr kooperativ. (Zur Klärung des Beziehungschaos, und weil die verschiedenen Bezugspersonen ohnehin im Raum symbolisch anwesend zu sein scheinen, schwebt es mir vor, sie auf leeren Stühlen im Raum sichtbar zu machen, weil der Therapeut ohnehin auch mehrfach sein Übertragungs- und Gegenübertragungschaos deutlich gemacht hat.) Ich würde gerne die Ehefrau und die Mutter aufstellen. Meine Idee: Die Ehefrau ist einige Jahre älter, er könnte bei ihr Muttergefühle gebunden haben, und nun stirbt die Mutter, und er trennt sich fast gleichzeitig von der Frau. Ob da nicht in der Tiefe etwas sich abspielt? Wir wollen sehen. Bitte setzen Sie sich wieder auf Ihren Platz. Der Stuhl wäre die Mutter, dieser die Ehefrau, dieser im Hintergrund der Vater, der ist abgehauen, zwei Mal hat er ihn gesucht, beim zweiten Mal war er schon tot.

T.: Inzwischen fühlt er sich im Frieden mit ihm.

S.: Prüfen Sie in aller Ruhe, ob sich bei Ihnen etwas bewegt.

T.: Jetzt, wo ich das alles sehe, wird deutlich, was ich vorher schon angedeutet habe: Das ist ein dichtes Feld von vielerlei Themen. Durch Ihren Satz über Ehefrau und Mutter ist mir auch folgende deutlich geworden: Es gibt vermutlich eine Verbindung zwischen dem Tod der Mutter und der Trennung. (Zum Patienten):
Ich finde es sehr schön, wie Sie Ihre Mutter versorgt und gepflegt haben, wobei ich kaum etwas weiß, wie es in der Zeit davor war, seit Ihrem Auszug als erwachsener Mann. Ihre Frau tut mir ein Stück leid, das war heftig und schnell. Sie hat sicher einen schönen und sympathischen Mann verloren, und ich denke, ja, manches lief schief mit der Lebendigkeit in der Beziehung, aber gerade durch meine Qualifikation als Paartherapeut denke ich, in vielen Beziehungen gibt es solche Knoten, und ich finde es gut, dass Sie in der Paartherapie hinschauen.

S.: Wenn er mit 16 erleichtert war und die Trennung vom Vater und Ehemann sogar gefördert hat, dann war er vielleicht sogar ein Stück Ersatzpartner der Mutter …

T.: Er ist der jüngere der Söhne …

S.: Welche Rolle hatte er in der Familie, vor der Trennung und danach?

T.: Ich weiß nicht, ob der Ältere bei der Trennung noch in der Familie war. Manchmal ist vom Emotionalen her der Jüngere gebunden, und der Ältere kann sich distanzieren … Ich spüre gerade auch Trauer in der Identifikation mit ihm: über das Viele, was zerbrochen war und was aktuell zerbricht.

(Zum Patienten): *Beim Dialog mit Ihrem Vater sagten Sie, dass Frieden herrscht, aber der Dialog hat viele Tränen aufgerührt, mit dem Vater war es nicht möglich zu reden, keine Gespräche, trotz seines Charmes und seiner Gewandtheit. Diese Tränen erreichen mich auch jetzt wieder.* (Bekommt feuchte Augen.) *Sie haben viel geschafft, gelernt zu reden, mit Ihrer Frau zu sprechen, über sich zu sprechen … In der vorletzten Sitzung hat Sie ein Satz besonders berührt: dass Sie besser werden wollten als Ihr Vater und ihn übertreffen.*

S.: Jetzt fällt mir auf, dass wir die neue Freundin noch dazustellen sollten. (S. holt einen weiteren Stuhl aus dem Wartezimmer und stellt ihn, in geringem Abstand, neben die Ehefrau, T. bittet um eine Verschiebung, »etwas weiter weg«.) Sie haben erst kürzlich zum ersten Mal ein Wochenende zusammen verbracht. Wissen Sie, wie alt sie ist?

T.: Sie ist ähnlich alt wie er und hat erwachsene Kinder und Enkel, was er sehr sympathisch fand, es bringt ihn dem Kinderthema näher.

S.: (steht auf und legt ein orangefarbenes Kissen auf den Sitzsack, der den Patienten darstellt) Das ist ein Symbol für die wiedererlangte Potenz. Aber es ist klar, dass die Freundin keine Kinder mehr mit ihm haben wird. Sie ist ja Großmutter. Hat er Zugang zu den Enkeln?

T.: Ja, auch wenn er sie real noch nicht gesehen hat. Das spüre ich letztlich mit einem Lächeln, die wiedererlangte Potenz. (Die symbolisch präsent gemachten Personen stehen jetzt in einem Kreis um den Therapeuten herum und scheinen ihn leicht zu bedrängen, man spürt das große Konfliktpotenzial, das in diesem Kreis präsent ist.) Auch ein mögliches eigenes Kind, das habe ich noch gar nicht weiter bedacht. Die Frage steht aber im Raum. Wenn schon Trennung, geht es dann nicht darum, eine Frau zu finden, mit der es möglich wäre? Aber die müsste schon um einiges jünger sein. Das brächte ihn wieder in die Situation seiner Eltern, dass der Mann viel älter ist. Mit seiner Frau war auch eine Zeit lang die Rede davon, ein Kind aus der Verwandtschaft zu übernehmen.

S.: Mir scheint, das Thema kann man mit ihm einmal ansprechen, zumal er wieder potent ist und er jetzt eine Freundin hat, die schon Enkel hat. Ob das einen Verzicht bedeutet auf eigene Kinder. Es ist auch noch offen, was ihn bewogen hat, seine Frau zu heiraten und damit ja auch klarzumachen, keine Kinder mehr zu bekommen. Es kann gut sein, wo die Therapie gerade erst anfängt, dass er sich Väterlichkeit noch gar nicht zutraut und Kinder jetzt noch gar nicht spruchreif wären. Er kann sich den möglichen Wunsch mit den Enkeln von ihr erfüllen, oder es gibt noch einmal eine Trennung, irgendwann. Oft ist ja der Kinderwunsch bei Frauen stärker, sodass sie eine Beziehung danach einrichten. Wie es bei ihm ist, wissen wir noch nicht. Wenn Sie aber nach einiger Zeit in der väterlichen Rolle arbeiten, kann es sein, dass er auch Vater sein will.

T.: Ich fand es gerade spannend, was Sie sagten: dass Väterlichkeit noch gar nicht dran ist für ihn und ebenfalls nicht, mich als Vater nehmen zu können. (Es ist gut denkbar, dass die anfangs so stark herausgestellte Brüderlichkeit auch beim Therapeuten aus einer Gegenübertragung heraus erfolgte: noch nicht Vater sein zu sollen.) Es muss vielleicht langsam wachsen, dass ich auch ein Stück Vater werde. (Übertragung und Gegenübertragung kumulieren sich, sodass die Brüderlichkeit sich erst einmal verfestigt.)

S.: Vielleicht kann man ihn auch darin bestärken, dass er langsam vorgehen sollte, dass er die Ehefrau nicht allzu rasch ersetzt, oder auch die Mutter. Die Freundin kann vielleicht nötig sein für seine Stabilisierung, aber man hat über das Tempo seiner inneren Prozesse noch keinen Überblick. Sie haben sogar das Wort Chaos verwendet …

T.: Das kommt von ihm.

S.: Der Abschied von der Mutter macht noch Seelenarbeit, der Abschied von der Frau, die Paartherapie, die Umstellung im Beruf, da ist viel los bei ihm … (wir verharren einen Augenblick schweigend, wie um die Last dieses Chaos deutlicher zu spüren, dann fragt T.:)

T.: Wie kann ich gut mit dieser brüderlichen Rolle umgehen?

S.: Wenn Sie sie gut dosiert einsetzen, kann sie eine gute Rolle sein für den Anfang. Und in der Zeit prüft er, ob Sie auch für die väterliche Rolle geeignet sind. In der Bruderübertragung sind Sie weniger unheimlich als der Vater. Aber es wird unterschwellig eine Prüfung laufen, ob er sie auch in der Vaterrolle brauchen kann.

T.: Können Sie mir Impulse geben, wie ich die Bruderrolle gut dosieren kann? Wie kann ich sie einsetzen? Verbal, nonverbal?

S.: Ich glaube, Sie haben es gut gemacht bisher, Sie nutzen Ihre Sympathie und Ihre Einfühlung und Ihre Identifizierung mit ihm, ohne ihm etwas aufzudrängen. Und vielleicht ohne allzu viel Sympathie zu zeigen, bei aller Warmherzigkeit. Ich habe keine Sorge, dass Sie etwas falsch machen.

T.: Seine Art zu schmunzeln und zu lächeln berührt mich, sie schafft Wohlwollen und Sympathie.

S.: Sie können ja erkunden, wie seine Beziehung zu seinem älteren Bruder war.

T.: Daran habe ich auch schon gedacht, das mit hineinzunehmen.

S.: »Wie war das, der Jüngere zu sein?«

T.: Ich komme innerlich ein Stück unter Druck, ich weiß gar nicht, ob mein Wohlwollen diesen Druck noch verstärkt, mit den vielen Themen, die anstehen, umzugehen. Wenn ich ihn doch mag, dann muss ich ihm viel bieten!

S.: Das Beste, was Sie ihm bieten können, ist ein Überblick.

T.: Ja, das ist das erste, ein Überblick, bevor wir dann tiefer einsteigen.

S.: Offensichtlich macht er ja mit, wenn Sie ein Rollenspiel vorschlagen, wie bei dem Vaterdialog, so können Sie ja auch die anderen Figuren mit ihm durchgehen. Dann sind Sie ja auch einmal der Experte beim Inszenieren, bevor die dicken Übertragungen auftreten.

T.: In der zweiten Stunde habe ich ihn verschiedene Stationen seines Lebens aufbauen und ihn daran vorbeigehen lassen, auch in einen freien Raum für Leere und Stille. (Mir scheint hier, der Therapeut »tut« noch zu viel, aus dem Druck heraus, dem Patienten viel zu bieten.) Das hat ihm gutgetan, ohne dass mir die Idee des Überblicks bewusst gewesen wäre.

Kommentar

Wundersamerweise hat die Verbindung von Übertragung und Gegenübertragung auch die Atmosphäre der Supervision erfasst: Es entstand, stärker denn je, zwischen uns ein Klima von Sympathie und Brüderlichkeit. Wir hatten ein Gefühl gemeinsamer kreativer Arbeit, das die ganze Stunde anhielt, getragen von einer milden homoerotischen Stimmung, die Herrn W.

ganz aus einer früher gelegentlich aufkommenden Befangenheit entließ.
Das gibt mir auch den Mut, diese Stimmung zwischen Patient und Thera-
peut zu vermuten, wofür die Beunruhigung spricht über die Schnelligkeit
der aufkommenden Sympathie und ihre unklare Wirkung auf die Behand-
lung. Weniger auf der Triebebene und vielmehr mit Heinz Kohuts Selbst-
psychologie gedacht, ist auch an eine wechselseitige Alter-Ego-Übertragung
zu denken, bei der im Anderen das sympathische und idealisierte Spiegel-
bild der eigenen Person gesehen werden kann. Mir schien es sinnvoll, diese
Konstellation, da sie ja ohnehin nicht aufzuheben war, als hilfreichen Mo-
tor anzusehen und nur die Dosierung als wichtiges Agens anzumahnen, bis
die affektive Entwicklung im therapeutischen Prozess eine andere Übertra-
gungskonstellation zuließ oder kreierte. Mein Zutrauen in die Arbeit des
Therapeuten war groß, und ich versuchte, eine gewisse Ängstlichkeit über
seine Gefühle zu mildern.

13.

Die Lehrerin auf dem Schoß der Oma

Supervision in der Gruppe mit Frau O., tiefenpsychologische Therapeutin. Die Patientin von Frau O. ist tief identifiziert mit ihrer Rolle als Goldkind auf dem Schoß ihrer Großmutter. Die Lähmung der Therapeutin angesichts der zähen Regression teilt sich vorübergehend auch der Gruppe mit.

Therapeutin (T.): Ich stelle eine Frau vor, sie kommt seit 20 Stunden, ist Mitte 40, Lehrerin, ein bisschen pummelig, pausbäckig und sieht aus wie ein großes kleines Mädchen, hat auch Erinnerung an sich als ein kleines Mädchen mit Lockenköpfchen mit blonden Haaren, das viel auf Omas Schoß sitzt und rumgeknuddelt wird, mit der Hauptaufgabe: lieb zu sein. Das ausgesprochen Deutliche bei ihr ist diese liebe Erscheinung, etwas ganz Ruhiges, und wenn man mit ihr zusammen ist, erstirbt die Stimmung. Ich werde regelmäßig ganz müde, mir geht jeder Elan verloren. Am Anfang hatte ich noch die Idee, was ich sie alles fragen könnte … Das ist es, was mich am meisten bekümmert, dass ich mit Abstand von ihr das sehr deutlich merke, wie viel an Lebendigkeit bei ihr begraben ist, und dass sich das in der Stunde immer wieder von Neuem realisiert. Sie lebt getrennt von dem Mann, mit dem sie immer noch verheiratet ist, es ist eine ganz komische Beziehung, man telefoniert relativ viel miteinander, man trifft sich auch mal, das Ganze ist völlig platonisch, er mag nicht von ihr lassen. Sie will aber eben auch nicht, für sie war es ein Akt der Befreiung, dass es jetzt mal zu neuen Ufern gehen soll. Sie möchte eigentlich neue Möglichkeiten erproben auf sich alleine gestellt, aber so wird ja daraus auch nichts. Sie haben viele Jahre zusammengelebt und haben immer wieder vergessen, dass sie eigentlich dringend ein Kind haben wollen. Als ihnen das irgendwann zu Bewusstsein kam, da war sie über 40. Wenn es auf der einen Seite ganz dringlich ist, fragt man sich: Was haben die eigentlich miteinander getan? Zur Zeit ist sie interessiert an einem Kollegen, der aber grade aus einer Beziehung kommt und er sich nicht gleich wieder binden will. Und mit diesem Kollegen telefoniert sie, und er mit ihr, stundenlang, vor allem auch nachts. Dann arbeitet er an einem Computer-Programm für die Schule; es werden dann Fragen und Informationen ausgetauscht. Sie könne oft nachts nicht schlafen, und überhaupt, nachts könne man sich besonders gut unterhalten. Das hat aber was Unwirkliches, in der Realität des Tages passiert überhaupt nichts. In ihren Tagträumen stellt sie sich zum Beispiel vor, dass es doch sehr schön wäre, mit diesem Kollegen in Urlaub zu fahren, gemeinsam Ski zu fahren, und man würde sich mit Sicherheit gut verstehen. Ich habe gefragt, ob sie schon einmal etwas in der Richtung gesagt habe, was sie sich vorstellen könnte. Nein, nein, sie hat nie gesagt, dass sie im Urlaub vielleicht etwas unternehmen möchte. Dann wartet sie darauf, dass er die Initiative ergreift und sie fragt, aber das tut er nicht. (Eine leichte Lähmung hat sich der Gruppe bemächtigt.)

S.: Bevor ich jetzt auch einschlafe (Gelächter), schauen wir mal, … mir fallen die Ausdrücke ein: Konfrontation und Provokation. Da muss zusätzlich etwas eingeführt werden, was das Fräulein fordert.

Teilnehmerin: Mir fällt als Bild ein, dass die immer noch auf Omas Schoß sitzt (allgemeine Zustimmung), auch auf deinem Schoß, mal beim Ehemann, die ist nicht runtergekommen zu sich selber.

T.: Sie sagt, ihre Lebensaufgabe hat darin bestanden, lieb zu sein und sich anzupassen, keine eigene Meinung zu haben, und sie sagt: Ich kann mich einsetzen für die Belange von anderen. Sie hat früher in der Kirche mitgearbeitet, war Gruppenleiterin, ist am Anfang ihrer Berufslaufbahn sehr angeeckt, hat sich anfangs ganz auf ihre Meinung verlassen und ist sehr ins Abseits geraten. In diesem Abseits mit ganz wenig Kontakten ist ihr Ehemann aufgetaucht und hat sie verstanden, wie schwer sie es hat und wie unverstanden sie sich fühlt. Sie kommt wegen dieser Freudlosigkeit. Selten ringt sie sich mal ein Lächeln ab, aber das Leben ist total langweilig, da ist nichts, was schön ist.

S.: Welche Personen sind denn wichtig für sie? Mir scheint, man braucht mehrere leere Stühle. Hast du welche in deiner Praxis?

T.: Die kann ich ja mal hinstellen.

S.: Wen bräuchten wir in diesem System?

T.: Den Freund – in Gänsefüßchen, den Ehemann, die Mutter, diverse alte Tanten, auf deren Schoß sie abwechselnd sitzt.

S.: Dann denke ich an einen Pastor, für und mit dem sie Jugendarbeit gemacht hat. Also fünf bis sechs Stühle, und sie soll sagen, wer da draufsitzt. Was passiert, wenn sie die sieht? Das ist schon mal eine Konfrontation, wenn sie allen gegenübergestellt wird. Ist das denkbar bei dir in der Praxis?

T.: Ja.

S.: Was passiert, wem fühlt sie sich am nächsten? Was würde sie denen gerne sagen? Um die innere Beziehungslandschaft darzustellen, sie weiß ja vielleicht nicht mehr als: der war nett und ich war nett. Was zwischen denen und ihr passiert ist, das sollte mal aufs Tapet kommen.

Teilnehmerin: Ein bisschen hoffnungsvoll finde ich den Telefon-Kollegen. Da sehe ich mehr als die ganz Kleine, eher die Pubertierende: Fantasien und Hoffnungen und Wünsche.

S.: (zur Teilnehmerin) Kannst du mal als Patientin zu dem Kollegen sagen, was du ihm sagen möchtest?

Teilnehmerin B.: Ich würde nichts sagen ...

S.: Doch, sie schwätzt doch stundenlang mit ihm ... am Telefon ... Was sagst du ihm über eure Beziehung?

B.: Dass ich Fantasien und Wünsche habe, von einem ganz tollen Urlaub. Und dass er mich retten soll, nachts wird das in der Fantasie ganz lebendig. Da sehe ich uns am Strand, Hand in Hand, dann habe ich vielleicht sogar Sex ...

S.: »Also, ich trenne zwischen Tag und Nacht.«

B.: *Aber ich will, dass du die Brücke baust. Dass du endlich meine Wünsche erahnst, das hoffe ich. Warum machst du es nicht?*

S.: (zu T.) Was könntest du denn sagen dazu? Was fühlst du, was spielt da für eine Gegenübertragung?

T.: Was mir in den Sinn kam? Das war mutig, wie du (B.) das gesagt hast, und sie denkt: Worauf lasse ich mich jetzt ein, was passiert da? Da gibt es eine Bewegung, die nicht mehr ganz zu kontrollieren ist, und ein Erschrecken, ob das von dem Kollegen positiv aufgenommen wird.

S.: Du könntest sie ja ermutigen: Sagen Sie ihm mal was ...

T.: Nee, ich hab Angst, ich hab Angst.

S.: In meiner Gegenübertragung hätte ich vielleicht gesagt: »Jetzt bin ich ganz traurig geworden, von was Sie leben müssen; von einem

Fantasiegebilde, von nächtlichen Computer-Gesprächen.« Dann kommst du vielleicht an ihre Traurigkeit heran.

T.: Ja, vielleicht ist es mehr traurig und nicht abgestorben. Sie ist so gefasst wie jemand, der die jahrelange Traurigkeit kennt. Da ist nichts Neues mehr.

S.: Wovor hat sie Angst, schon bei kleinen Avancen? Sie erwartet ja nur seine … Er könnte Nein sagen, es könnte wieder eine Katastrophe geben wie beim Ehemann.

Teilnehmerin D.: Sie müsste Verantwortung übernehmen …

S.: Möglicherweise hat sie ja auch recht, noch nicht in die Beziehung einzutreten, weil sie es noch nicht kann. Und er hat sich ja gerade aus einer Beziehung zurückgezogen, und dann hocke ich da mit meinen Wünschen … Mehr als telefonieren will der vielleicht gar nicht. Dann kriege ich einen Korb …

S.: Wer traut sich, mit der Oma zu reden? Was sagt sie zur Oma? (langes Schweigen)

D.: *Warum hast du mich auf deinem Schoß festgehalten?*

T.: *Du hast dich auch an mir festgehalten.*

S.: Es scheint, wir haben eine traurige Oma, man kann sie sich nicht lebensfroh vorstellen.

T.: Das ist interessant; es fühlte sich zuerst wie ein behüteter Haushalt an. Oma, Geschwister, eine geschlossene Welt. Und diese geschlossene Welt braucht auch keine Männer.

Teilnehmerin E.: Wenn ich von dem Schoß runterwill, bin ich gar nicht mehr lieb. Ich darf mich nicht entfernen, muss sitzen bleiben, wie die anderen es sich vorstellen.

S.: (zur Oma) »Es war schön, aber du hast mich gebraucht.«
Von Vater und Mutter war überhaupt noch nicht die Rede.

T.: Die hatte ich jetzt überhaupt nicht im Kopf. Ich werde sie ja danach gefragt haben, aber … Die Mutter gehörte auch in diese Frauenriege, der Vater taucht nur auf, wenn er sie mitnahm in die Schule, auf dem Weg zu seiner Arbeitsstelle. Dadurch ging sie in eine Schule, die weiter weg auf dem Weg des Vaters lag. Behüteter, als es im Wohnbereich gewesen wäre. Dort musste sie warten, bis er kam und sie abholte, weil sie nicht allein nach Haus fahren durfte. Er konnte auch sehr spät kommen, weil er mit Kunden redete, das war ihm dann wichtiger.

S.: Was sagst du als Patientin zu diesem Vater? (Sie geht auf den Platz der Patientin:)
»Manchmal war das Warten schlimm.«.

D.: *Ich hatte immer Angst, dass du mich vergisst.*

E.: *Ich hätte mir gewünscht, dass du ein bisschen aufmachst, aber auf den Fahrten war es so eng. Wir haben nie miteinander geredet.*

T.: *Du hast dich nie für mich interessiert. Und immer musste ich warten.*

Teilnehmerin F.: *Es gab nichts zwischen dir und mir.*

S.: Sie ging in eine andere Schule, weiter weg? Dann war in der Nachbarschaft etwas faul. Sie hat gar nicht gespielt mit anderen Kindern?

T.: Nein!

D.: Wodurch ist sie so ins Abseits geraten?

T.: Sie hatte theoretische Vorstellungen; sie unterrichtet Religion und Englisch, hatte Vorstellungen, wie dieser Unterricht sein sollte. Mit bestimmten Werten, in ihrer Umgebung war alles festgelegt. Es gab eine Auseinandersetzung zwischen ihren Ausbildern an der Fachhochschule und dem Mentor an der Schule, sie hielt an der Meinung des Hochschullehrers fest und lehnte ab, was vor Ort passierte. Sie hat den Mentor total abblitzen lassen, was zu total miserablen Noten führte, mit großen Problemen, überhaupt eine Anstellung zu finden. Es scheint, dass die Patientin einige Mal starr und unbeholfen eine eigene (übernommene) Meinung zeigte, was in eine bedrohliche Katastrophe führte.

S.: Da spürt man eine Autoritätsgläubigkeit gegenüber dem Professor?

E.: Sie hat in einer idealen Welt gelebt, gegen den Mentor vor Ort.

T.: Am Gymnasium ist sie auch wieder sofort in einen Konflikt geraten, hat sich mit den Schülern verbündet, bildete eine Front gegen die Rektorin, und sie konnte sich dort nicht halten. Sie ist von dort dann zur Hauptschule »abgestiegen«.

S.: Sie hat Auflehnung probiert und ist mehrfach gescheitert. Und dann hat sie sich zurückgezogen aufs Bravsein.

E.: Sie hat eine eigene Meinung probiert, aber ohne zu spüren, wann man was sagen kann.

D.: Sie überschüttet ja auch gleich den Mann mit großen Fantasien, wählt nicht die kleinen Schritte, Verliebtheit ist nicht drin, nur die großen Vorstellungen. Vielleicht ist auch die Sexualität mit religiösen Ideen verbrämt.

T.: Das bleibt alles nebulös.

S.: Wir haben jetzt schon viel Konfrontatives gehört, noch wenig von ihrer Religion. Wer traut sich, für sie mit Gott zu reden? Sie hat ein paar Jahre Jugendarbeit gemacht in ihrer Gemeinde.

E.: *In der Kirche war ich gerne. Ich habe dort auch gerne gesungen, hab gerne bei den Kleinen geholfen, war ein liebes Kind, es gab Wärme, es war fürsorglich, es war nicht schwer, sich dort auszukennen, man wusste immer, was das Gute und Schöne ist.*

S.: Sehr gut, aber was ist mit Gott?

E.: (stöhnt) *Über allem bist du, lieber Gott, nachts brauche ich dich zum Einschlafen, tags nicht so sehr, nachts komme ich in ein Gespräch mit dir, wenn ich dich um etwas bitte, ich vertraue, dass du es erfüllen wirst. Einen Menschen kann ich nicht bitten, dich ja. Aber das Vertrauen hat sich abgeschwächt. Immerhin, du hörst mir zu.*

S.: In Wirklichkeit ist das nicht eingetreten, um was sie sicher gebetet habt: dass die Ehe hält und dass sie ein Kind kriegt.

D.: *Du hast mir überhaupt nicht gezeigt, wie es geht. Ich hab auch ein bisschen Wut.*

E.: *Ich habe mich immer an das gehalten, was du wolltest. Aber es hat nichts gebracht.*

T.: Ich habe gerade noch gedacht: Als Mann ist es doch einfacher gewesen, weil dann die ganze Sexualität wegfällt, Gott als Mann, meine ich, mit Bart, als alter Opa, du bedeutetest Rückzug vor lebendigeren Männern. Aber es ist langweilig. Immer das Gebet.

S.: Kannst du sie dir nach dieser Runde vorstellen?

T.: (fast begeistert) Ja, ja, meine Stimmung steigt. Danke.

Kommentar

Die Patientin scheint ohne ein stabiles Selbst aufgewachsen zu sein und konnte kein sozial kompetentes Ich entwickeln. Sie führt ein kirchlich angepasstes Jugendleben, führt ein offensichtlich langweiliges Eheleben, ohne ihren Kinderwunsch erfüllt zu bekommen (sich zu erfüllen). Die Trennung, die nur eine halbe ist, führt nicht zu neuen lebbaren Möglichkeiten. Erste Versuche, eine eigene Meinung zu vertreten (obwohl es noch anstudierte Meinungen sind), führen zu selbstschädigender Konfrontation, verbunden mit sozialer Rückstufung.

Sie kommt wegen Leere und diffuser Traurigkeit in Therapie. Prompt wird die Therapeutin von Leere und Langeweile infiziert und fühlt sich ratlos und resigniert.

Durch die Inszenierung gelingt es, in Ansätzen aggressive Energien zu orten, sodass sich Enttäuschungen formulieren lassen. Wichtige Erkenntnisse und Emotionen treten durch das Doppeln durch andere Teilnehmer zutage. Auch wenn nicht alle stellvertretenden Äußerungen exakt passen müssen, wird doch ein Panorama möglicher Affekte sichtbar, die die Therapeutin mit der Patientin ansprechen könnte. Auch eine leer und enttäuschend gewordene Gottesbeziehung wird anschaulich und war, vermutlich mit Schuldgefühlen, verdrängt.

Die bis dahin unbewusste Landschaft der Objektbeziehungen wird deutlich, und die Therapeutin fühlt sich durch die konfrontierenden Äußerungen belebt und wieder zuversichtlich.

Weitere szenische Möglichkeiten

Man kann von einem regelrechten Sog der Identifizierung mit den jeweiligen Rollen durch die Teilnehmer sprechen, und oft braucht man die begonnene Auseinandersetzung nur eine Weile laufen zu lassen, bis sich die Grundlinien des Konflikts abzeichnen. Während Bert Hellinger die Figuren nach seiner eigenen Intuition stumm verschiebt und dirigiert, um Lösungen zu finden oder zu statuieren, habe ich es mir angewöhnt, die Teilnehmer auch durch sprachliche Interaktion herausfinden zu lassen, was an Spannungen, Anziehung und Abstoßung latent vorhanden ist und langsam zum Vorschein kommt. Hilfreich ist es, wenn man an einem bestimmten Punkt der Zuspitzung abbricht und die Teilnehmer wie in einem inneren Monolog darstellen lässt, wohin sie, auch in ihrem Körperempfinden, die Auseinandersetzung geführt hat. Der Therapeut, der seinen Fall vorgetragen hat, mag als Zuschauer des Beziehungsdramas im äußeren Kreis verbleiben und staunen, wie viele Analogien er zu seinem Patienten und dessen psychodynamischen Hintergrund beobachtet.

Wer wählt die Mitspielenden für ihre Rollen aus? Oft melden sich Freiwillige, aber ebenso oft herrscht zunächst scheues Schweigen. Wenn der vortragende Therapeut eingeladen wird, die ihm wichtigste Person auszusuchen, geht die Wahl dadurch rascher weiter, dass dieser erste einen für ihn wichtigen Partner aussucht, und so für die weiteren auch: Jeder bittet den Nächsten für eine ihm wichtige Rolle ins Spiel. Aber natürlich gibt es auch andere Verfahren, und oft genug kommt es zu Szenen der Erheiterung, etwa wenn es um die Besetzung von Kindrollen geht oder wenn im Kreis junger Kollegen eine Oma oder ein längst verstorbener Urgroßvater gesucht wird.

Die Aufstellung der Rollenspieler im Raum kann sowohl durch den Therapeuten erfolgen, durch den Supervisanden wie durch die spontanen Bewegungen der Mitspieler, die sich bereits in die Rollen hineinfinden. Die kleinen und größeren Verschiebungen der Positionen ergeben schon wichtige Hinweise auf die Einfärbung der Beziehungen. Man könnte schon hier beginnen mit vorsichtigen Deutungen, so als ob bereits eine aussagekräftige stabile oder arretierte »Skulptur« entstanden wäre, wie es in manchen Formen der Familientherapie gehandhabt wird. Dies ist auch fruchtbar, aber mir scheint das identifikatorische Potenzial der Spieler noch zu unausgeschöpft und deren Kreativität zu unentfaltet. Deshalb strebe ich ein längeres Stück von Interaktion an, um auch ein Stück Dynamik im Zeitablauf zur Darstellung bringen zu können. Ich lasse es also nicht mit einer Momentaufnahme als Skulptur bewenden.

Wenn alle sitzen, stehen oder liegen, lautet eine mögliche Anfangsfrage:»Bei wem zeichnet sich eine Spannung, ein Gefühl, ein Satz oder ein Handlungsimpuls ab?« Meist meldet sich sofort einer oder mehrere Teilnehmer. Etwas scheuere Spieler oder solche in Randrollen neigen dazu, sich nicht von sich aus zu melden, obwohl sich auch in ihnen wichtige Gefühle verdeutlicht haben. Deshalb scheint es mir wichtig, durch Rückfragen alle Teilnehmer am Zusammentragen von Informationen zu beteiligen. Wichtig sind Fragen natürlich auch am Schluss einer Handlungsphase:»Wohin hat es mich geführt? Was habe ich erlebt? Was hätte ich ändern wollen?«, soweit all dies nicht ohnehin in spontanen Äußerungen bekundet wird. Es kann fruchtbar sein, nach einer Berichts- und Diskussionsphase eine erneute Handlungssequenz folgen zu lassen, unter »Verwertung« oder in Reaktion auf die bisher zustande gekommenen Informationen über die affektiven Positionen. Man kann auch gelegentlich die Anregung geben, eine mögliche und vorausfantasierte positive Lösung des Konflikts durchzuspielen. Das gibt dem vorstellenden Therapeuten die Möglichkeit, seine eigenen Zukunftsprojektionen, soweit vorhanden, zu überprüfen und zu überlegen, welche Reifungschancen er seinem Patienten zutraut und auf welchen therapeutischen Wegen.

Es geht um das Erkennen des Patienten und des Therapeuten wie des Standorts der Beziehung, ihrer Engpässe wie der weiteren Möglichkeiten. Der Therapeut mag sich auch überlegen, ob er die Verstrickung mit dem Patienten in Übertragung und Gegenübertragung bearbeiten will oder seinerseits durch eine Inszenierung. Hier sind die Begabungen unterschiedlich verteilt, und ebenso unterschiedlich sind die diagnostischen Feststellungen, was im jeweiligen Fall wirksamer ist. Inszenierung sollte nicht Flucht vor dem Aushalten von Übertragung und Gegenübertragung sein, sondern sie sollte Weg und Ausweg bieten, wenn die bei-

den die Arbeitsfähigkeit zu verlieren drohen oder wenn das Arbeitsbündnis in einer kumulativen oder traumatischen negativen Übertragung oder einer symbiotischen Verschmelzungsneigung unterzugehen
droht.

Sehr wichtig sind, wenn die Mitspieler sich geäußert haben und der
vorstellende Therapeut seinen Eindruck von der Szene schildern konnte,
die Beiträge der Zuschauer. Nicht kritischer Kommentar ist gefragt, sondern das affektive Mitschwingen während der Inszenierung, das noch
einmal neue Aspekte des zu Beginn oft unbewussten Zustands- und Ver-
laufsbildes bringt. Die affektiven Wahrnehmungen des Patienten und
seiner neurotischen Hemmungen und Symptome wie das Erleben des
zuschauenden Therapeuten durch die am Spiel nicht Beteiligten geben
dem Protagonisten als Zuschauer eine noch breitere Palette psycho-
dynamischer Möglichkeiten, aus denen er auswählen kann, was für ihn
zutrifft.

Eine weitere Form der Supervision, die vor allem die Analytikerin
und Körpertherapeutin Gisela Worm weiterentwickelt hat, ist die: den
zur Supervision bereiten Therapeuten zu fragen, welche wichtigen Personen aus der (erweiterten) Familie des Patienten ihm im Therapieraum
präsent zu sein scheinen und die Szene mitgestalten, ja sogar mit ihm in
Kontakt sind. Dann wird er gebeten, zunächst ganz unabhängig vom Patienten, der sozusagen im Hintergrund zuschaut, diese Personen (oder
auch Introjekte) entweder auf Stühlen oder durch Personen symbolisch
anwesend zu machen und affektiv auf sie zu reagieren. Er spürt dann
leichter und oft sehr drastisch, in welcher Zwangs- oder Drucksituation
der Patient sich befindet und welche Chancen er unter Umständen hat,
dieses sein inneres und äußeres Milieu zu verändern. Gisela Worms Ziel
ist es aber, zunächst nur den affektiven Zustand des Therapeuten nicht
nur mit seiner Gegenübertragung, sondern auch mit eigenen Übertra-
gungsreaktionen auf den Patienten oder seine Familie transparent zu
machen und in einem zweiten Schritt zu versuchen, die Verzahnung des
Patientensystems mit dem Therapeutensystem zu thematisieren und
eventuelle störende Interferenzen zu beobachten.

Was Bert Hellinger, etwas nebulös, das »wissende Feld« zwischen den
aufgestellten Personen nennt, aus dem sich die wichtigen Motive für
Veränderungen ergeben, scheint mir auszugehen von den spontanen Fä-
higkeiten zur Spiegelung von Affekten als mögliche Voraussetzung für

passagere oder dauerhafte Identifikationen. Die Hirnforschung hat entdeckt, dass es für diese Prozesse von Einfühlung, Imitation und Identifikation eigene physiologische Areale gibt, in denen sogenannte Spiegelneuronen hoch wirksam sind: Empathie und Intuition scheinen also genetisch verankert, aber durch Lernen und Erleben ausbaubar und vermutlich für unsere Kompetenz als Psychotherapeuten äußerst wichtig.

So kann man auch während einer Supervision erstaunt feststellen, dass sich die Rollenspieler in Mimik, Gestik und Sprachduktus den Personen, mit denen sie sich identifizieren, angleichen und wichtige Empfindungen und seelische Haltungen übernehmen.

Der zuschauende Supervisand erhält so direkt anschauliches Material, das er mit seinem Patienten und dem Zustand der Beziehung in Einklang, manchmal auch in Widerspruch bringen kann.

Es ist nicht immer ganz leicht, die Mitspielenden, wenn sie sich einmal in ihren Rollen engagiert haben, wieder aus der Verstrickung zu lösen und die Szene wirklich zu beenden. Deshalb ist es notwendig, wie alle Leiter von Rollenspielen, psychodramatischen oder Gestalt-Interaktionen betonen, förmlich oder rituell aus der Rolle herauszutreten, etwa mit dem Satz:»Ich bin nicht mehr die Mutter des Patienten, ich bin wieder ich«, mit Nennung des eigenen Namens, als Rückkehr zur eigenen Identität. Aber vor dem formellen Ende ist es förderlich, die Teilnehmer noch einmal zu fragen, in welche seelische Verfassung sie durch die letzte Phase des Spiels geraten sind, um sich von dem manchmal eindeutig psychosomatischen Zustand wieder besser distanzieren zu können, vom affektiv-gedanklichen Gewinn der abschließenden Introspektion einmal ganz abgesehen.

Szenische Gruppensupervision fördert durch die gemeinsamen Interaktionen auch den Zusammenhalt und die Sympathie in der Gruppe, weil ein gemeinsames Eintauchen in affektive Spielsituationen eine besondere Form von Nähe schafft durch das Sichtbar-Werden von Emotionen, die man sonst im Alltag weniger zeigt und von denen man sich aber dadurch, dass der Patient ja das Drehbuch schreibt, auch wieder distanzieren kann.

Aus der psychoanalytischen Supervision während meiner Ausbildung kenne ich das Arrangement: Supervisand findet sich wöchentlich beim Supervisor ein und berichtet über den Fortgang einer vier- oder dreistündigen Analyse. Es ist eine Lehrsituation, bei der Anregung, Ermunterung und Kritik übermittelt werden. Je nach der Struktur oder der eigenen Vorerfahrung des Supervisors stehten die Anregung, das Fragen oder aber das Lehren im Vordergrund. Gelegentlich wird das Erfahrungsgefälle sehr deutlich gemacht, und es kann eine Atmosphäre des Falsch oder Richtig entstehen. Bei der Inszenierung scheint mir mehr eine gemeinsame Kreativität gefragt, die durch eine möglichst große Unbefangenheit im Rollenspiel noch genährt werden kann. Der Supervisand wählt oft selbst, in welcher Rolle er seine Einsicht vorantreiben möchte und welche Personen oder Aspekte er für darstellenswert hält. Die Einsichten erwachsen weniger aus dem Wissensschatz eines Lehrers als aus den dramaturgischen Hinweisen des Supervisors, die den Supervisanden auf die emotionale Spur setzen. Der Ausgangspunkt ist meistens, dass der Supervisand über den Gang einer Behandlung unsicher ist, mit einem Patienten nicht weiter weiß oder sogar besorgt ist über seine zunehmend ratlosen, belastenden oder verwirrten Reaktionen. Dann schauen beide, geleitet von der dramaturgischen Erfahrung des Supervisors, den Knoten an und sind, von der Differenz der Erfahrung abgesehen, gleichermaßen betrachtende, fragende und fühlende Kollegen. Es geht also weniger um »Kontrolle« (»Kontrollanalyse«) als um Exploration im Rollenspiel mit der Möglichkeit auch der Überraschung über vorher verborgene Konflikte.

Zum Schluss möchte ich allen Kollegen, die sich bei mir Rat geholt haben, danken für ihr Vertrauen und ihre Offenheit, besonders aber denen, die mir ihre Tonbandaufnahmen der Stunden zur Transkription zur Verfügung gestellt haben, wie für ihre Hilfe bei der Anonymisierung der eigenen Person wie der ihrer Patienten. Es hat sich ohnehin bewährt, wenn Kollegen ihre eigenen Tonbänder mitbringen und die Stunde mit nach Hause tragen können, um sie noch einmal durchzuarbeiten. Dieses Angebot gilt auch für meine Patienten, und es wird etwa von der Hälfte von ihnen dankbar in Anspruch genommen.

Ausgewählte Publikationen von Tilmann Moser

Lehrjahre auf der Couch. Suhrkamp, Frankfurt a.M. (1976)

Grammatik der Gefühle. Suhrkamp, Frankfurt a.M. (1979)

Gottesvergiftung. Suhrkamp, Frankfurt a.M. (1980)

Kompaß der Seele. Suhrkamp, Frankfurt a.M. (1986)

Das erste Jahr. Suhrkamp, Frankfurt a.M. (1986)

Körpertherapeutische Phantasien. Suhrkamp, Frankfurt a.M. (1989)

Politik und seelischer Untergrund. Suhrkamp, Frankfurt a.M. (1993)

Literaturkritik als Hexenjagd. Piper, München (1994)

Dämonische Figuren. Suhrkamp, Frankfurt a.M. (1997)

Berührung auf der Couch. Suhrkamp, Frankfurt a.M. (2001)

Familienkrieg. Suhrkamp, Frankfurt a.M. (2002)

Dabei war ich doch sein liebstes Kind. Kösel, München (2002)

Stufen der Nähe. Suhrkamp, Frankfurt a.M. (2005)

Psychotherapie auf Krankenschein, Klett-Cotta, Stuttgart (2005)

Zusammen mit Albert Pesso:

Strukturen des Unbewußten. Suhrkamp, Frankfurt a.M. (2002)

Tilmann Moser:
Psychotherapie auf Krankenschein
Gutachten und Diagnosen
205 Seiten, broschiert, ISBN 978-3-608-89003-7
Leben Lernen 185
»Berichte zum Antrag des Patienten« an die Krankenkasse
zu schreiben, welche die Behandlungskosten eines Patienten
übernehmen soll, gehört zu den ebenso unabdingbaren wie
ungeliebten Tätigkeiten in einer psychotherapeutischen Praxis.
Gerade für junge Psychotherapeutinnen und -therapeuten dürfte
es von großem Wert sein, einem erfahrenen Kollegen bei dieser
grundlegend wichtigen Arbeit »über die Schulter zu blicken«.
Das Buch bietet aber auch Patienten Einblick in die ihnen sonst
verschlossene Welt der Gutachten und Diagnosen. Sämtliche
Anträge sind authentische Texte, die in dieser Form genehmigt
wurden und zur Aufnahme einer psychoanalytischen oder
tiefenpsychologischen Therapie geführt haben.

Peter Fürstenau:
**Psychoanalytisch verstehen – Systemisch denken –
Suggestiv intervenieren**
208 Seiten, broschiert, ISBN 978-3-608-89055-6
Leben Lernen 144
»Wissenschaftstheoretisch präzise, in der Sache kämpferisch und
in Form und Sprache sehr leicht lesbar steht Fürstenau für die
Psychoanalyse auf ... Fürstenaus Buch (ist) eine Sammlung aus
Aufsätzen über psychoanalytisch begründete Psychotherapie, die
sich nicht scheut, aus anderen Psychotherapieansätzen zu lernen.«
Micha Hilgers, Frankfurter Rundschau

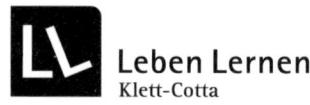

Leben Lernen
Klett-Cotta

Chris Jaenicke:
Das Risiko der Verbundenheit –
Intersubjektivitätstheorie in der Praxis
Aus dem Amerikanischen von Elisabeth Vorspohl
216 Seiten, broschiert, ISBN 978-3-608-89006-8
Leben Lernen 195
Die von Stolorow, Atwood und Orange formulierte
»Intersubjektivitätstheorie« versteht – im Gegensatz zu Freud –
Therapie als Prozess der gemeinsamen Konstruktion von Patient
und Therapeut. Der Therapeut ist nicht neutrale Instanz, der die
Selbsteinsicht des Klienten voranbringt, ohne im eigenen Erleben
betroffen zu sein. Das Gelingen der Therapie beruht darauf, dass
sich beide weiter entwickeln – wenn auch nicht unbedingt auf
derselben strukturellen Ebene.
Dieses Konzept hat der Autor für die praktische Arbeit des
Psychotherapeuten auch mit Hilfe zahlreicher Fallgeschichten
»übersetzt« und anhand von acht psychoanalytischen Grundbegriffen
ausformuliert:
• Empathie • Abwehr • Spaltung • Das Unbewusste • Trauma
• Der Mythos der isolierten Psyche • Übertragung / Gegenübertragung • Affekte.

Günter Heisterkamp:
Basales Verstehen
Handlungsdialoge in Psychotherapie und Psychoanalyse
272 Seiten, broschiert, ISBN 978-3-608-89706-7
Leben Lernen 154
»Heisterkamp ist mit seinem Buch ein großer Wurf geglückt.
Er schöpft aus seiner eigenen langjährigen therapeutischen
Erfahrung, aus seiner breiten Supervisionstätigkeit und nicht
zuletzt aus dem freimütigen Umgang mit Erlebnissen in seinen
eigenen Analysen.«
Tilmann Moser

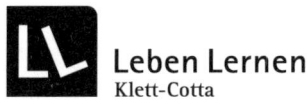

Leben Lernen
Klett-Cotta